[主编 蒋丽霞]

女科经纬

—— 名中医妇科临证验案精选 ——

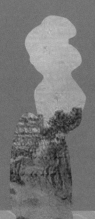

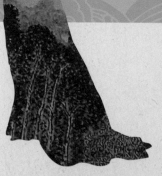
CnS K 湖南科学技术出版社

国家一级出版社 全国百佳图书出版单位

·长沙·

主编简介

蒋丽霞　主任中医师，广州中医药大学教授。第一批"全国优秀中医临床人才"、邓铁涛中医医学奖获得者、广东省名中医、广东省三八红旗手、佛山名医、顺德区医学领军人才，入选"中华中医药学会第一批科学传播专家"及"岭南名医榜"，并被收录于《世界名医大全》。广东省首批"省名中医师承项目"、广东省中医药管理局"蒋丽霞省名中医传承工作室"、广东省中医师承"薪火工程"、佛山市卫生健康局"蒋丽霞市名中医传承工作室"、顺德区首批名中医师承"杏林传灯"等项目指导老师。曾任暨南大学附属口腔医院（佛山市顺德区大良医院）业务副院长16年。

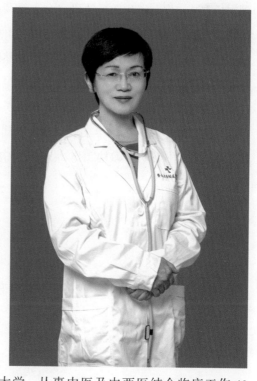

出生医学世家，毕业于湖南中医药大学，从事中医及中西医结合临床工作40年，曾在德国及国内多家三甲医院进修学习。连续10年作为项目负责人开展省中医药继续教育项目，举办国家级及省级继续教育项目、本专业学术报告65次。主编并出版《痛证的中医疗法》、《中医保健全书》、《黄帝内经养生祛病法》、《名中医蒋丽霞医论医案精粹》等医学著作，主持省部（厅）级医学科研课题多项并获科技进步奖，发表国家级省级期刊专业论文数十篇。

擅长：妇儿科、老年病、肝病及疑难杂症的中医治疗，运用膏方养生防病、治疗顽疾卓有成效，临床上配制膏方及运用经方时方治疗月经不调、乳腺增生、绝经前后诸症、子宫肌瘤、卵巢囊肿、盆腔炎、不孕不育、产后疾患、营养不良、小儿发育迟缓、咳喘、咽炎、鼻炎、风疹、黄褐斑、胃肠炎、遗尿、高尿酸血症、痛风、失眠、各种痛症以及内科疑难杂症等。

　　社会任职：担任世界中医药学会联合会古代经典名方临床研究专业委员会常务理事、世界中医药学会联合会中医治未病专业委员会常务理事、世界中医药学会高血压专业委员会常务理事、世界中医药学会联合会名医传承工作委员会理事、中华中医药学会膏方分会常务委员、广东省传统中医药学研究会常务副会长、广东省中医药学会药膳食疗专业委员会副主任委员、广东省中医药学会中医膏方专业委员会副主任委员、广东省自然医学研究会中医膏方专业委员会副主任委员、广东省中西医结合学会高血压专业委员会副主任委员、广东省保健协会中医治未病专业委员会副主任委员、广东省临床医学学会中医自然医学专业委员会副主任委员等。任广东省自然科学基金、科技厅科技项目与医药卫生科技项目评审专家，广东省医学会医疗事故技术鉴定专家，广东省医药评标委员会专家等。曾担任佛山市第十届、第十五届人大代表，顺德区第十三届、第十四届、第十五届人大常委，顺德区第十届政协常委，在担任人大、政协工作28年期间中，撰写提案建议数十篇，并获优秀奖。

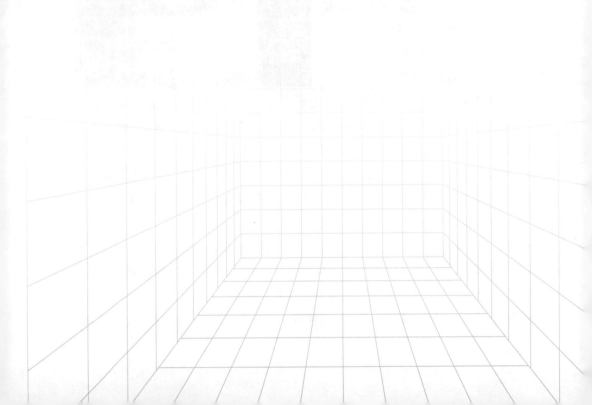

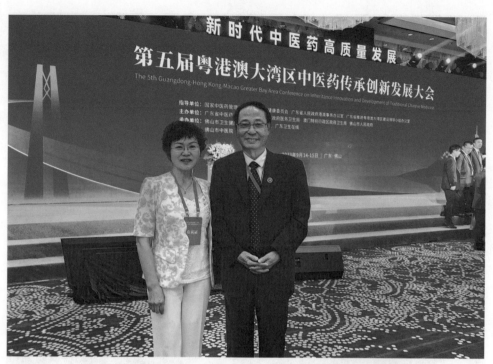

▶ 蒋丽霞教授与国医大师孙光荣合影，聆听恩师教诲

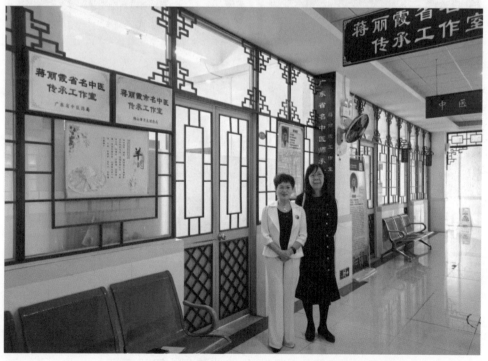

▶ 全国名中医罗颂平教授亲临工作室指导

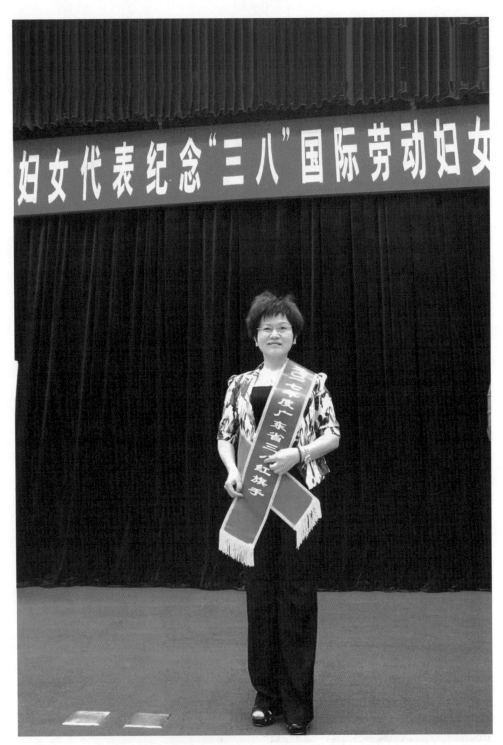

▶▶ 蒋丽霞教授荣获"广东省三八红旗手"称号

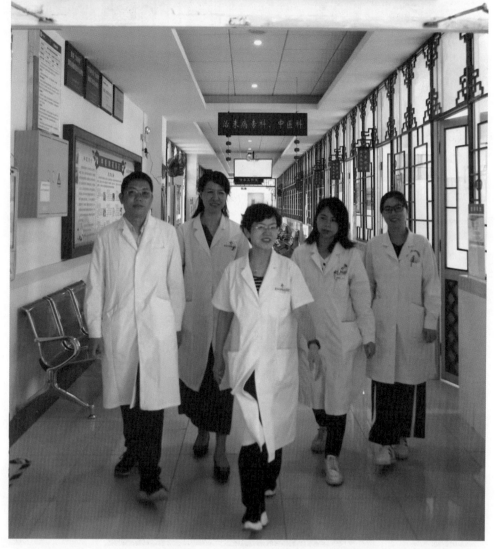

▶ 蒋丽霞教授授业解惑，教学相长促提高

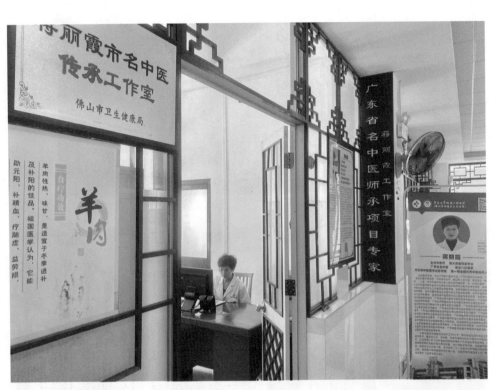

▶▶ 蒋丽霞教授孜孜不倦、认真工作

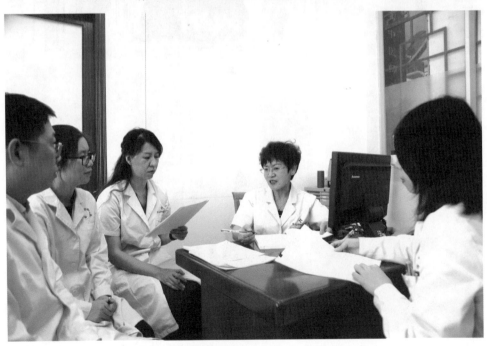

▶▶ 蒋丽霞教授点评医案、臻于至善

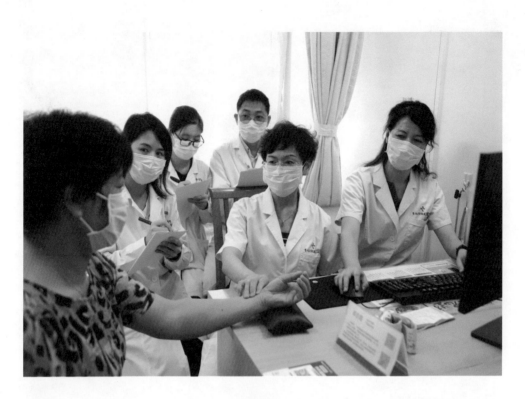

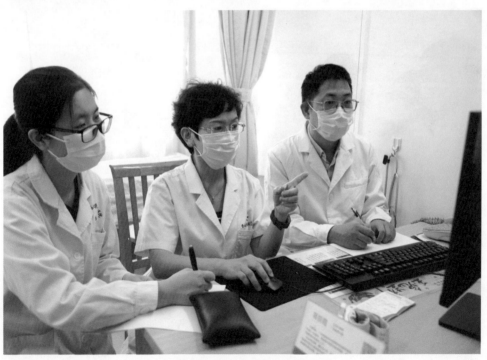

▶ 蒋丽霞教授临床带徒，弘德精术

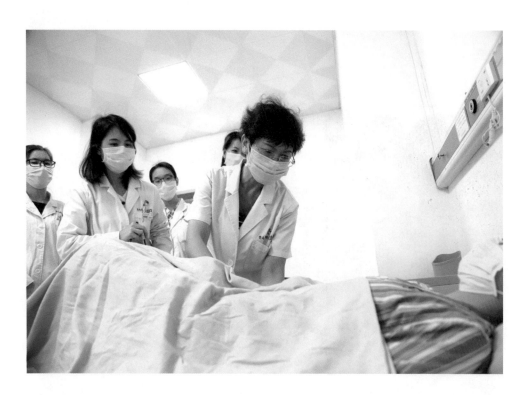

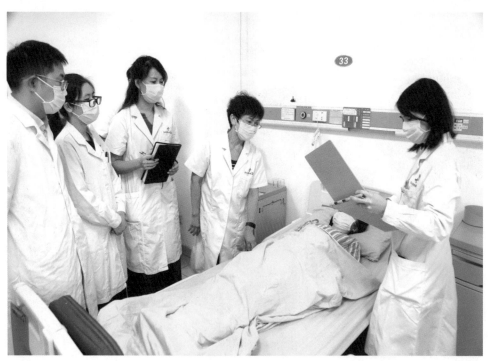

▶▶ 蒋丽霞教授教学查房，助力学科发展

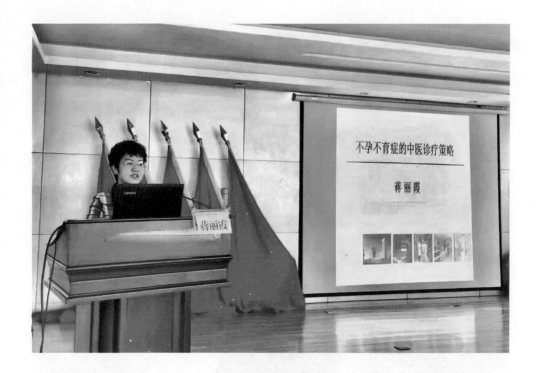

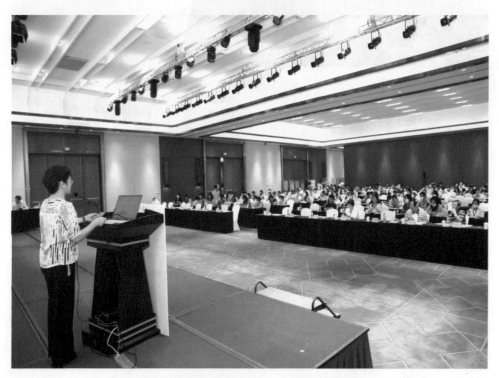

▶ 蒋丽霞教授学术讲座，分享临床诊治经验

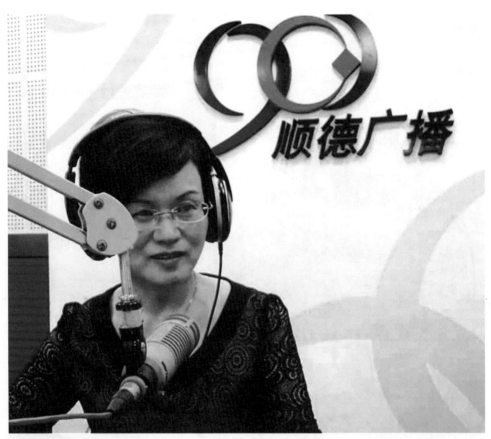

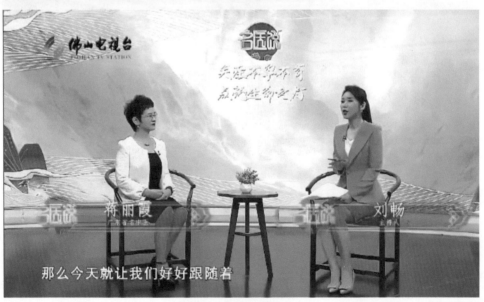

▶ 蒋丽霞教授健康宣教，积极传播杏林文化

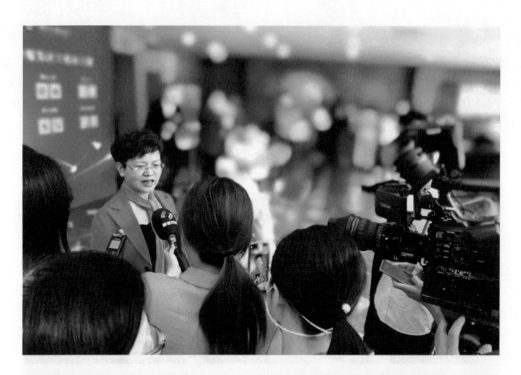

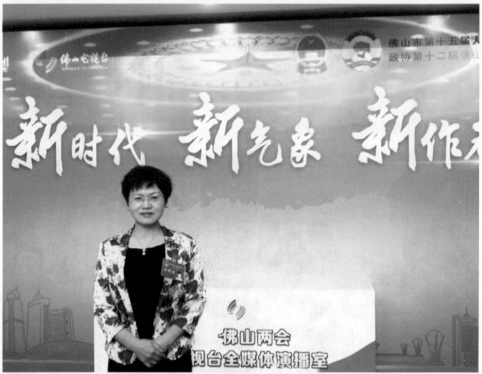

▶▶ 蒋丽霞教授作为佛山市人大代表，积极参政议政

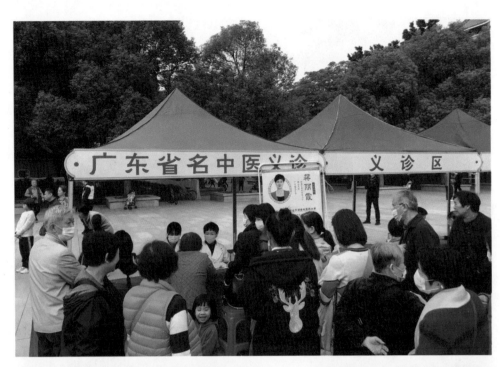

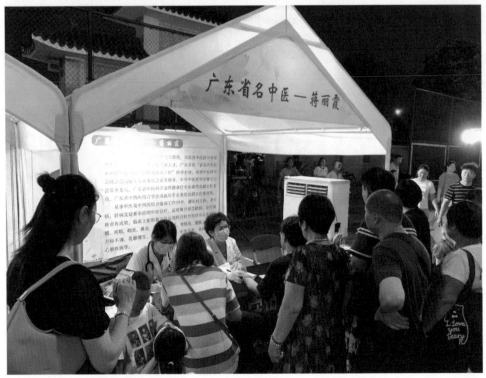

▶▶ 蒋丽霞教授参加送医送药义诊活动

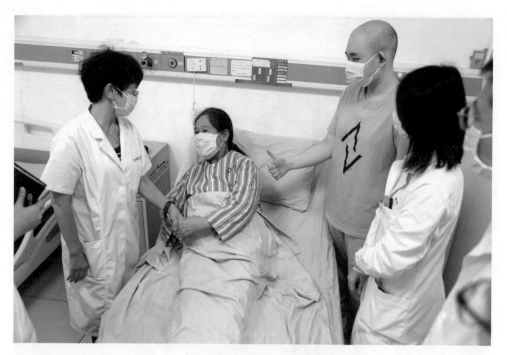

▶▶ 蒋丽霞教授诊治患者，诠释大医精诚

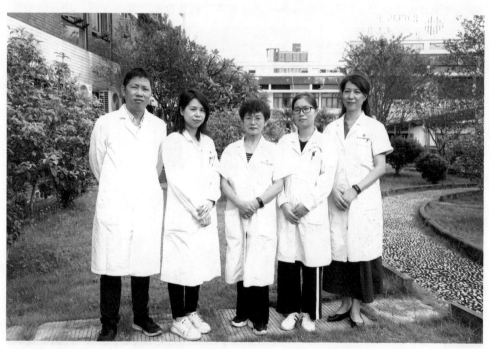

▶▶ 师徒共绘医道景，合影留传承心韵

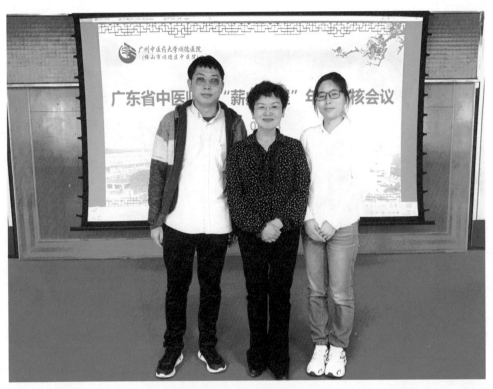

▶ 传承岐黄薪火，弘扬国医精髓——广东省中医药管理局"薪火工程"项目师带徒

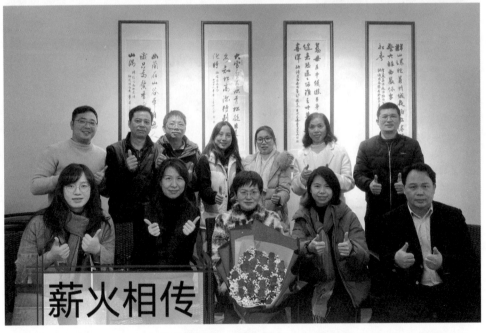

▶ 薪火相传，匠心立著，师徒结对，青蓝同辉——蒋丽霞教授与部分弟子合影

民谚："妇女能顶半边天，管教山河换新颜。"这是赞佩妇女在建设中国特色社会主义征程上的力量比及其贡献率。第七次全国人口普查数据显示，我国男性人口为 72334 万人，占 51.24％；女性人口为 68844 万人，占 48.76％，就人口比例而言，确实是妇女"能顶半边天"；在建设"健康中国"的进程中，由于妇女疾病不仅包括男女共有的疾病，而且更有经带胎产的特有疾病，就做到、做实、做好疾病的预防治疗康养而言，妇科更是"能顶半边天"，甚至大于"半边天"！因此，在 5000 年以来的中医药发展史中，历来重视妇科疾病的预防治疗康养：举如最早记载不孕不育症的，是《周易》；最早以胎产命名产科专著的，是马王堆出土帛书《胎产书》；最早总结女性以 7 岁为律、从"二七"到"七七"各年龄段生理变化并记载第一首妇科专方"四乌贼骨一芦茹丸"治疗血枯经闭、为妇科的形成和发展奠定基础的，是《黄帝内经》；最早设妇科专篇医著、开创了妇科辨证论治和外治法治疗妇科病先河、对现代中医妇科临床的应用具有重要指导意义的，是东汉张仲景《金匮要略》；最早提出"月经"之名且一直沿用至今的，是晋代王叔和的《脉经》；最早将不孕症概括为"全不产"（原发性不孕）和"断续"（继发性不孕）两大类的，是唐代孙思邈《备急千金要方》；最早提出"妇人以血为基本"的学术观点并详细论述胎儿发育状态、妊娠诊断、孕期卫生、孕妇用药禁忌、妊娠期特有疾病、各种难产、产褥期护理及产后病证诊疗方法的，是宋代陈自明《妇人大全良方》；最早提出"冲脉为月经之本"观点并总结在调经、治带、种子、安胎、产后调护以及性养生等方面中医药特色优势的，是明代张景岳《景岳全书》；最早提出补气血、养肝肾、健脾胃、调理奇经、所创方剂至今在临床广泛应用的，是清代傅山《傅青主女科》；最早由政府授命组织编写妇产科教科书并附有便于记诵歌诀切合临床实用的，是清代吴谦《医宗金鉴·妇科心法要诀》等，可见中医药在妇科疾病的预防治疗康养方面源远流长、精华蕴藉、特色突出、优势彰显！

人民至上、生命至上！在建设"健康中国"的进程中，必须进一步凸显中医药在预防治疗康养妇科疾病中的特色优势，为伟大的中华民族复兴助力发挥"妇女能顶半边天"的作用，这就是新时代中医妇科专家的历史使命和责任担当！中医妇科学应如何"传承精华，守正创新"？关键在善于做到"六要"：一要厘清本源（经典理论）；二要瞄准标靶（优势病种）；三要制定方略（治则治法、三因制宜）；四要精心部署（经方应用、君臣佐使、用药剂量、使用剂型）；五要融合贯通（现代科技、中西医结合、内治法外治法结合）；六要审视效果（总结医案）。

第一批"全国优秀中医临床人才"蒋丽霞教授的新著《女科经纬——名中医妇科临证验案精选》系统整理了她在妇科疾病诊治中的临证思维及用药特点，阐述了她对不同疾病、不同证候的辨证诊疗思路及经验。例如，治疗所有妇科疾病，她首先从整体、宏观、功能、动态的角度，考虑要将方药治疗与移情易性、调畅情志相结合；调治月经病，她主张调和肝脾，同时注重活血通络以恢复肾之藏泻功能；治疗崩漏，她强调塞流之中须澄源，澄源之中须复旧，方能达到药到病除，事半功倍的效果；治疗不孕症，她重视辨证与辨病相结合，强调肝肾调治，使开合藏泻有度，方能精足而有子嗣；对于孕前产前调理，她主张"预培其损"，如流产后应及时查因和调治以纠正体内失调状态，为下次妊娠打好基础；治疗盆腔炎性疾病，她力主应及时、彻底治疗，不能以症状消失作为停止治疗的指征，而应该至少再巩固治疗 1～2 个月，最大限度地达成"瘥后防复"等。在中医诊疗妇科疾病方面，她基本把握了上述传承精华、守正创新的"六要"关键。

　　蒋丽霞教授执业中医临证已 40 年，在第一批全国中医临床优秀人才的三年研修期间，她能潜心学习，勤于实践，熟读经典，博采众长，攻研妇科学说和治未病理论，并带领团队认真总结临证经验，探讨妇科疑难病证治疗，及时总结心得体会。

　　嘉其能志坚心定、知行合一、学有所获、习有所成，爰为之序。

第二届国医大师、第五届中央保健专家组成员

首届全国中医药杰出贡献奖获得者

第一至第五批全国中医临床优秀人才中医药经典培训班班主任

2023 年 11 月 19 日

中医学历史悠久，源远流长，既有系统的理论，又积累了丰富的临证经验。妇产科是中医学最早形成的专科之一，为中华民族的繁衍做出了很大的贡献。

蒋丽霞教授出身于岐黄世家，是广东省名中医、邓铁涛中医医学奖的获得者。她师承多位名医，多次主持并参加全国的各类学术会议。我和蒋教授在中医学术盛会上相识相知，在我的印象中，她是一位学识渊博、治学严谨、中医造诣颇深的中医专家。她不仅在内伤杂病上颇具临床效验，在业界享誉盛名，在辨治妇科疾病上也有很深的造诣。她注重中医妇科学术的继承与创新，既深入研究历代中医妇科经典著作，亦善于汲取各家所长，并验之于临床，进而提出己见。她对《金匮要略》《诸病源候论》中有关的条文进行了系统的研究，对陈自明、张景岳、傅青主、王清任等古代著名医家及其著作钻研较深。

蒋教授擅长使用经方治疗妇科疾患，对内分泌疾病、月经病、不孕症等疗效颇佳。遣方考究，用药精奇，未用大补大热之品亦达调补不足之效，未有大清大下之品而可清郁热有余。特别在治疗月经病及不孕症时，用药以经方为主，慎用大辛大苦之药，固护胃气，缓图补益；遣方用药，轻重有节；需用重剂，亦果断坚决；用药廉俭，能用普通药材，则不用名贵中药。可谓仁心仁术，处处为患者着想。

在诊治妇科疾病时，她不仅重视女性特有的生理特征，还特别注重五脏六腑和气、血、精、津等整体因素。提出月经病需重气血，妊娠病着眼顾护脾肾，产后病重在攻补兼施，癥瘕积聚需分清标本虚实，不孕症强调调经种子，其中特别重视肾气、天癸之盛衰，任、冲二脉的通盛。在蒋教授的日常诊疗中，时时贯穿和渗透着"治未病"的理念，并擅长使用膏方养生保健、防病治病。

此书分上、下两篇。上篇对蒋教授的学术思想与临证经验进行简要介绍，下篇举数例验案以证，以临床上常见的妇科病病名为纲，录其验案，析其要妙，综合分析，客观评价，画龙点睛，使读者领悟精髓，易于师法。全面反映其妇科的临证特色、绝技妙方，切合临床实用，针对每一病证，精华荟萃，异新纷呈。全书构思严密，条目编排合理，文笔精炼，能很好地给人以启迪，可供中医临床工作者、中医科研人员、中医院校师生以及中医爱好者参考。

蒋教授虽年逾花甲，仍坚持临证，著书立说，为中医药传承发挥着光和热。她这种为推动中医普及，保障人民健康，促进和谐社会建设的执著追求和奉献精神，着实令人敬佩，也值得广大年轻同道学习。在此书即将付梓之际，余甚感欣慰，深表祝贺，是为序。

广州中医药大学第一附属医院岭南妇科病研究所所长
第二届全国名中医、首届岐黄学者
中华中医药学会妇科分会第五届委员会主任委员
岭南罗氏妇科流派传承工作室负责人

2023年冬于羊城

FOREWORD

时光荏苒，岁月如梭。

2023 年对余有着特别意义。余参前贤之论，结合临床，兼附己见，勉成数章，名曰《女科经纬——名中医妇科临证验案精选》。讫至岁末，终于完成本书最后审校，即将付梓。此乃余人生中第五部亲编的著作，掩卷静思，蓦然回首，感慨良多。

余从事中医临床工作四十载，从对妇科疾病的一知半解，到现在遇到疑难杂症也颇为自信，因之对医学笃爱日深。余每天的工作就像医学"侦探"，通过对病例的剖析，探寻疾病线索，经过严密逻辑思维和推断，进行准确诊断和治疗，旨在解救患者于水火，自问不知疲倦，从未懈怠。亦深知学海无涯，故而从未停止对未知领域之探索。

"凡诊妇人病，必问经带胎产！"妇科与女性的青春期发育、育龄期生育、围绝经期和老年期健康息息相关。可以说，女性的内分泌系统是女性一生的美丽和魅力的源泉，只有妇科内分泌系统功能协调，女性才能焕发青春、正常生育、健康生活。随着广大妇女对自身健康和生活质量越来越重视，临床上对诊治需求也不断提高。二胎政策全面放开以来，许多高龄女性都有生育二胎的需求，但是她们在准备生育的过程中普遍会遇到问题，特别是年龄大的女性卵巢储备功能下降，具体体现为卵子质量差、月经不调、不孕不育等妇科问题，是我们目前所面临的局面和挑战。然而，妇科临床病例诊治经验绝非一蹴而就，需要经年修炼和积累。

《女科经纬——名中医妇科临证验案精选》乃是余为此交出的一份答卷。

业医四十载，余有幸获得"邓铁涛中医医学奖"和"广东省名中医"荣誉称号，这一切都要感谢两位恩师的悉心教导。首先是国医大师熊继柏先生，他是余当年的大学老师，自1979年成为余的《黄帝内经》老师以来，一直给予余细致耐心的指导。另一位是第二届国医大师孙光荣先生，曾是余所在"全国优秀中医临床人才研修班"中的班主任。在老师们的谆谆教诲下，余受益匪浅，塑造了余在中医领域中的许多关键的思想和理念。深深懂得在学到的东西上要"用好、用活"就需要不断地摸索和实践，这都是老师们言传身教的结果。

每当遇到疑难病症时，余从不会退缩，不会逃避。相反，余总是对此充满强烈的求知欲和探索精神。多少个青灯黄卷，工作至凌晨甚至黎明时分的日子里，在大多数人已经沉浸在梦乡的时候，余依然专注地学习和工作着，或者总结白天的病例，汲取最新医学进展，翌日一早照样精神焕发地出现在患者面前。帮助女性患者解决她们的健康问题，让她们重新拥有快乐的生活甚至家庭的幸福，都会给余带来无尽的成就感，每一次成功的治疗是余在医疗事业中最大的追求。而多年的经验积累让余能熟练运用中医的理论、法则、方剂和草药，用辨证论治的方法治疗疾病，时常效如桴鼓，立起沉疴。

学术研究需要全身心投入，常言道"十年磨一剑"，诚不我欺！既然如此，决定静下心认真总结几十年来中医妇科所学所得、所思所想实非易事，需要很大的决心和勇气。余已逾花甲之年，即使对杏林仍怀有一片赤诚，体力精力也大不如前，是患者、团队、家人的鼓励让余一直坚持到了今天。感谢所有在编辑过程中付出努力的成员，感谢你们在日常临床实践中积累并记录下这些临证医案，正是这些宝贵的经验才构成了本书的基本素材，让余在撰写本书的过程中能够有所借鉴和完善。感谢你们的合作和支持，让本书得以顺利完成。

本书汇集余在工作中具有代表性的典型和疑难病例，并将余对病例的分析意见及诊治经验和广大同行一起分享，这便是编写本书的初衷和起因。在整理和研究这些临证医案的过程中，是余对中医妇科临床实践的一次深入总结和反思。在本书的撰写过程中，余力求客观公正地呈现这些医案，让更多人了解中医妇科的独特疗效，同时，也使余传承和发展中医妇科的决心更为笃定。

在这样的背景下，余团队的工作伙伴积极探索中医药在社区和基层的推广模式。通过开办学习班、组织学术讲座等形式，将研究成果和经验分享给社区和基层医疗机构，以期提高中医药防病治病水平，为推动中医发展略尽绵力，目前本人作为项目负责人已连续10年开展广东省中医药继续教育项目，举办国家级及省级继续教育项目、本专业学术报告及讲座65次。

本书旨在针对妇产科医生、中医同道特别是基层的医务工作者在临床工作中经常碰到的妇科相关疾病的常见及疑难问题展开讨论，力求简明扼要，实用易懂，供同行在临床工作中借鉴与参考。但因学疏才浅，水平所限，错舛难免，敬请见谅。

在医论篇中，余尝试从多个角度探讨中医妇科的治疗理念和方法。余强调"调和阴阳"的重要性，认为它是中医妇科治疗的核心。同时，余也提出了气机的调整、周期疗法、情志调节等治疗方法，这些都是余在临床实践中的心得体会。余还分享了治未病思想的临床运用经验，希望帮助读者预防疾病，提高生活质量。

在医案篇中，余收录了一些典型的妇科病例，包括月经病、带下病、胎产病和妇科杂病。每个病例都详细记录了患者的病史、症状、诊断和治疗过程，以及最终的疗效。这些案例不仅展示了中医妇科的治疗效果，也反映了中医妇科的诊疗思路和方法。

在月经期进行盆腔理疗，患者普遍反映舒适度明显提高，有效缓解了盆腔炎性疾病的反复发作，同时提高了患者的生活质量。此外，对于育龄妇女，积极宣传避免不必要的手术流产，指导其科学避孕，降低意外妊娠的风险，减轻患者痛苦和经济负担。

除了在临床实践中运用"治未病"思想外，余还积极开展"中和"养生防病等宣教工作。余认为养生防病应该成为每个人的生活习惯，这是中医"中和"学术思想的重要组成部分。对于体质偏颇的人群，我们针对性地开展个性化的养生防病指导，让患者掌握自我保健的方法，达到预防疾病、促进健康的目的。

本书编委们将自己广博的专业知识和丰富的临床经验融入各个章节，并对全部书稿进行了仔细审校，对每一章节认真修订，严格把关，在此一并致谢！

最后，感谢每一位阅读本书的读者们。感谢你们给予余宝贵的意见和反馈，让余能够不断改进和提高。希望本书能为你们解惑释疑，让你们在妇科保健和妇科疾病的诊断与治疗方面获益。

于广东顺德

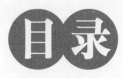

目录

CONTENTS

上篇 医论篇

1 "调和阴阳"辨证施治学术经验撷要

以《黄帝内经》为代表的中医经典理论，注重"天人合一、道法自然"的基本理念，涵盖和谐健康观、治疗观、人与外界适应能力观及和谐社会观，包括人体脏腑气血经络和调，形神相和，阴平阳秘的整体观和辨证论治理论。笔者推崇"中和观"学术思想，这与《黄帝内经》中的"和"有异曲同工之妙，与鄙人倡导的"未病观"和"养生观"相得益彰，相辅相成，共奏交通阴阳、和谐阴阳、天人合一之功。

（一）"阴阳平衡"观

阴阳平衡就是阴阳双方的消长转化保持协调，既不过盛也不偏衰，呈现着一种协调的状态。阴阳总是处于一种动态的平衡，阴阳平衡则人健康、有神；阴阳失衡人就会患病、早衰，甚至死亡。阴阳平衡是维持人的一切生命活动正常运行的基础，是人体健康的最基本保障。正如《老子·四十二章》提出的"万物负阴而抱阳，冲气以为和"，以及《素问·生气通天论》提到的"阴平阳秘，精神乃治，阴阳离决，精神乃绝"。由此可见，阴阳平衡学说是中医把握疾病的思维核心和施方的关键。因此将"中和观"切实用在每一个就诊患者身上，践行中医"整体观"和"和谐观"，以人为本，期待能够为更多患者服务，提高患者生活质量，并为临床诊疗策略提供参考。

（二）"交通阴阳"治疗更年期综合征

更年期综合征是指妇女在绝经前后，因卵巢功能逐渐衰退或丧失，导致雌激素水平下降，引起以自主神经功能紊乱为主，伴有神经心理症状的一组症候群。《金匮要略·妇人杂病脉证并治》曰："妇人年五十所，病下利数十日不止，暮即发热，少腹里急，腹满，手掌烦热……"此类患者肾之精气渐衰，天癸将竭，冲任脉虚，精血不足，生殖功能逐渐衰退或丧失。患者主要症状包括潮热盗汗、情绪不稳（如烦躁易怒、抑郁焦虑）、月经紊乱、失眠多梦、腰膝酸软等。根据辨证分型，选用具有滋肾降火、温肾阳、补肾阴等功效的中药方剂。例如，肝肾阴虚型可选用六味地黄丸加减，脾肾阳虚型可选用右归丸加减等。中药调理能够平衡体内阴阳，改善更年期症状。

（三）"滋水涵木"治疗郁证

《古今医统大全·郁证》曰："郁为七情不舒，遂成郁结，既郁之久，变病多端。"郁病日久，则常出现心、脾、肝、肾亏损的虚证症状。《景岳全书·杂证谟·虚损》指出郁证性虚劳可有阴虚阳虚："……阴虚者多热，以水不济火而阴虚生热也。"阴虚郁证病机为阴液亏虚，兼挟郁热，患者常表现为五心烦热、午后颧红、口苦口干、胸胁胀闷灼痛、眩晕易怒、小便短黄等症状。舌红苔少而干，脉弦细数，均为阴虚郁热的典型舌脉表现。因此在治疗时，以滋水涵木，调整阴阳为主要方法。具体用药时需注意清热不宜过于苦寒，祛寒不宜过于辛热，更不能随意攻伐之药。临证可选用百合地黄汤、一贯煎、滋水清肝饮等治之。常用药物如熟地、山茱萸、麦冬、柴胡、香附、郁金等。同时，还需注意调整患者的生活方式和情绪状态，以促进病情的恢复。

（四）"阴阳互根互用，阴阳同补"治疗失眠

中医药治疗失眠症有悠久的历史，积累了丰富的临床经验。由来已久的酸枣仁汤、黄连阿胶汤、温胆汤等中医经典名方，临床疗效确切。笔者临证论治失眠常回归经典，紧扣病机证型，探本求源。失眠症主要证型为肝郁脾虚证、心胆气虚证、肾虚证、脾虚证等证型。临证施方时常注意虚劳不眠用酸枣仁汤，心肝阴虚用甘麦大枣汤，阴津亏乏、虚热内生用百合地黄汤，阴虚内热、肝肾阴亏用秦艽鳖甲散，阴虚火旺虚烦不寐用黄连阿胶鸡子黄汤；心血不足且脉结代之失眠选用炙甘草汤、心阳虚不寐用桂枝甘草龙骨牡蛎汤、脾湿不寐用半夏秫米汤、胃虚痞满不寐首选半夏泻心汤；久病、胸满烦惊之不寐用柴胡加龙骨牡蛎汤，实邪虽去而余积热扰乱胸中用栀子豉汤；邪去正未复之失眠用竹叶石膏汤；昼日烦躁不得眠用干姜附子汤、邪在半表半里失眠用小柴胡汤、水热互结伴失眠用猪苓汤、痰火内阻用温胆汤。

应用经方时要因人因症（证）注意加减，药量也应因人因症（证）而异，不能生搬硬套、原方照抄。失眠症的治疗是复杂而且持久的过程，不能偏执于方药的作用，要更加关注患者的心理、生活习惯等方面的调节，关心安慰患者，才能达到更好的疗效。

（五）"调和脏腑阴阳"治疗脾胃病

中医强调阴阳平衡是维持人体健康的关键。脾胃作为人体的重要脏腑，其功能正常与否与阴阳平衡密切相关。脾为阴脏，胃为阳腑，二者相互配

合，共同维持着人体的消化和吸收功能。脾胃病的发生多与脏腑阴阳失衡有关。例如，脾阳虚可导致运化无力，胃阴虚则可能引发虚火上炎，从而影响脾胃的正常功能。对于脾阳虚的患者，可采用温阳健脾的方法，如使用附子理中汤等方剂，以增强脾的运化功能。对于胃阴虚的患者，则需采用滋阴养胃的方法，如使用益胃汤等方剂，以滋养胃阴，缓解虚火上炎的症状。在治疗过程中，还需注意调和脏腑阴阳，使阴阳达到平衡状态，并配合针灸、推拿、食疗等多种手段提高疗效。中医强调辨证施治，即根据患者的具体病情和体质特点制定个性化的治疗方案。因此，在调和脏腑阴阳治疗脾胃病时，也需根据患者的具体情况灵活调整治疗方法。

（六）典型医案

李某，女，46岁，职员。初诊：2021年3月27日。

主诉 心情抑郁、月经失调1年，加重1个月。

患者素来内向，一年前出现情绪抑郁多虑，兴趣低下，五心烦热，夜间少寐，盗汗，月经提前3～4日，量减少，经色淡。服用"百忧解"，收效甚微。近1月来诸症加重，故来诊，刻下症：头晕、头痛、胸闷、心悸、目眩、失眠、健忘、情绪失常、心烦易怒，双手掌爬虫感，倦怠乏力，舌淡红，苔薄黄，脉弦细。LMP：2021-3-16；经量少、色淡，经期提前4日，无痛经无血块。结婚21年，孕2产1流产1，白带无异常。

本案患者素来性郁，郁而后生他病，加之既往人流损伤素体，肾水亏虚，阴阳失调，水不涵木，肝郁化火，扰乱心神，故见头晕、头痛、胸闷、心悸、烦躁易怒、潮热多汗、失眠、健忘等诸症；肝郁日久，克伐脾土，故见倦怠乏力、食欲减退等症；脾虚聚湿生痰，痰瘀互结，变生百症。结合舌脉象，四诊合参，证属阴虚火旺，阴阳失和，治法宜滋阴清热，调和阴阳，镇心安神解郁；方用滋水清肝饮合六味地黄汤加减。遣方如下：山茱萸15 g，生地黄15 g，山药15 g，茯苓30 g，牡丹皮9 g，泽泻30 g，白芍15 g，栀子15 g，黄柏15 g，酸枣仁15 g，珍珠母30，远志15 g，当归15 g，知母15 g，川牛膝15 g，煅牡蛎30 g，龙骨30 g，茜草20 g，共14剂，水煎服，日1剂。

二诊 2021年5月11日。诉诸症好转，但仍眠差，心烦易怒，易疲倦乏力。中药加百合15 g，合欢皮25 g，香附15 g，鸡血藤30 g，大枣20 g，水煎服，日1剂，共14剂。

守此法加减，继续调治一个月后，情绪、月经、睡眠等均无不适。

按 本案处于围绝经期，长期心情抑郁，先郁而后生他病。正如《丹溪心法》所曰："气血冲和，万病不生，一有拂郁，诸病生焉，故人身诸病，多生于郁。"因此在治疗时，以补肾养肝、调整阴阳为主要方法。

方中生地黄、知母、牡丹皮滋养肾阴，山茱萸、山药补肾健脾，调和阴阳，茯苓、泽泻、白芍、栀子柔肝清泄肝热；黄柏、酸枣仁远志清心除烦，涵养心神；当归、茜草养血通经；珍珠母、煅牡蛎、龙骨育阴潜阳，川牛膝引火下行，切合病机。后因诸症减轻之余，情绪不宁仍未得到缓解，故加百合、合欢、香附以加强疏肝解郁之功，加鸡血藤、红枣以健脾养血助眠，随症加减，收到良好的效果。

（七）结　语

如今阴阳平衡学说已运用到了现代医学的各个分支领域。从机体到器官、组织、细胞，甚至基因，广泛存在着动态平衡。余强调整体观，以人为本，防重于治；也强调形与神俱，和谐平衡；强调天人合一，效法自然。这与生物-心理-社会医学模式契合，顺应时代发展。阴阳平衡是中医治病的核心，临床诊治疾病时刻体现其"中和观"学术思想，在临床诊疗实践中真真实实践行"整体观"和"和谐观"，以患者为中心，能够帮助患者更好地回归生活、回归社会。

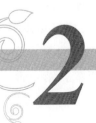

2 气机的调整在女性患者诊治中的应用

气是构成人体和维持人体生命活动的最基本物质，而人体是一个不断发生着升降出入的气化作用的机体；人的生长壮老已，健康与疾病，皆本于气。《圣济总录》曰："盖妇人纯阴，以血为本，以气为用，在上为乳饮，在下为月事。"因此，女性患者的经、带、胎、产，无不是气的产物，故而调整气机贯穿于女性患者的疾病诊治过程中。

（一）调气机以调生殖系统功能

气为血帅，血赖气行，妇女的经、带、胎、产、乳等特殊生理均以血为本、以气为用，一旦七情所伤，气机紊乱，则气病引起血病，使气血不和以致脏腑功能失常，从而导致妇科疾病，如月经过多、月经过少、经期延长、闭经、不孕等。

《读医随笔》曰："凡脏腑十二经之气化，皆必藉肝胆之气以鼓舞之，始能调畅而不病。"所以历代治疗妇科疾病均非常重视肝气的调理，如傅青主就认为："舒肝之郁，即开肾之郁，补肝、肾之精，则肝肾之气舒而精通，肝肾之精旺而水利"。《格致余论·阳有余阴不足论》曰："主闭藏者肾也，司疏泄者肝也。"生殖虽由肾所主，但亦与肝主疏泄功能存在着密切的联系。肝主疏泄，调畅气机，调和气血，协调冲任，男精壮，女经调，从而维持和调节着机体的生殖功能。若肝失疏泄，肝气郁结，血为气滞，可引起月经不调、痛经、闭经等证。若郁久化火，热扰冲任，则出现月经先期、月经过多、崩漏等证。若肝郁脾虚，湿热内生，下注冲任，则出现带下、阴痒、性欲低下等。若肝血虚，久累及肾，终至肝肾精亏血耗，体内精血亏虚之症烽起。若肝阳久亢、下汲肾水，或肾水不足、无以涵养肝木，则肝阳必亢，两者殊途同归，终致阴虚阳亢，血涌动风之变在所难免。另外，肝脉过阴器协调冲任来调节生殖。因此，气机的调整可以调节生殖系统的气血运行，提高生殖功能。

（二）调气机以调情志

情志变化导致肝失疏泄、脾失健运、心失所养及脏腑阴阳气血失调。初起病变以气滞为主，常兼血瘀、化火、痰结、食滞等，多属实证。病久则易由实转虚，随其影响的脏腑及损耗气血阴阳的不同，而形成心、脾、肝、肾亏虚的不同病变。《金匮要略·妇人杂病脉证并治》记载了脏躁及梅核气两种病证情志失调所致疾病，其病机主要为肝失疏泄，脾失健运，心失所养及脏腑阴阳气血失调。元代《医方论·越鞠丸》方解中曰："凡郁病必先气病，气得疏通，郁之何有？"故而理气开郁、调畅气机、怡情易性是治疗的基本原则。对于实证，首当理气开郁，并应根据是否兼有血瘀、痰结、湿滞、食积等而分别采用活血、降火、祛痰、化湿、消食等法。虚证则应根据损及的脏腑及气血阴精亏虚的不同情况而补之，或养心安神，或补益心脾，或滋养肝肾。对于虚实夹杂者，则又当视虚实的偏重而虚实兼顾。《临证指南医案·郁》指出，治疗郁证"不重在攻补，而在乎用苦泄热而不损胃，用辛理气而不破气，用滑润濡燥涩而不滋腻气机，用宜通而不揠苗助长"故而治疗上用药不宜峻猛。在实证的治疗中，应注意理气而不耗气，活血而不破血，清热而不败胃，祛痰而不伤正；在虚证的治疗中，应注意补益心脾而不过燥，滋养肝肾而不过腻。最终，通过对气机的调整完成情志的调节。

（三）调气机以调整免疫力

《素问·刺法论》曰："正气存内，邪不可干。"《素问·评热病论》又曰："邪之所凑，其气必虚。"气和则生机盎然，机能旺盛，抗病能力亦盛；否则，气失其和则人体机能低下，抗病能力减弱，易招邪气侵袭而为病。若肾气不足，则冲任不固，系胞无力，可致子宫脱垂；冲任不固，胎失所系，可致胎动不安；冲任不固，封藏失职，可致崩漏；冲任不固，血海失司，蓄溢失常，可致月经先后无定期；冲任不固，不能摄精成孕，可致不孕等病。若肝气郁结，则血为气滞，冲任失畅，血海蓄溢失常，可引起月经先后无定期；冲任失畅，胞脉阻滞，可引起痛经、闭经等。若肝郁化火，热伤冲任，迫血妄行，可引起带下病、阴痒等。若肝气犯胃，孕期冲脉气盛，挟胃气上逆，可引起妊娠呕吐。若脾气不足，则冲任不固，血失统摄，可致月经先期、月经过多、崩漏等；冲任不固，胎失所载，可致胎动不安、胎漏、堕胎、小产等；冲任不固，系胞无力，可致子宫脱垂。若忧思积念，阴血暗耗，心气不得下达，冲任血少，血海不能按时满盈，可致月经过少、闭经。肺主气，主肃降，朝百脉而通调水道，孕期肃降失职，则致妊娠咳嗽；若肺气失宣，水道不利，可发生妊娠肿胀、妊娠小便不通、产后小便不通。故治以调畅气机、补益扶正为主。只有气机调整平衡，气血活络，才能有效防御外邪入侵，提高身体的免疫力，有效地避免或减轻妇科疾病的发生率。

（四）医案举隅

彭某，女，41岁，银行职员。初诊：2021年3月21日。

主诉 下肢酸软乏力伴胸闷、潮热2个月。患者于2021年1月感冒后出现下肢酸软乏力，精神状态差，心烦气躁、焦虑，伴胸闷、潮热，口干、口苦，无汗，喜温饮，眠差、多梦易醒，纳一般，便日行1次，小便调。舌红、苔黄腻，脉弦。平素月经量少，色暗，无血块，痛经（－），经前少腹隐痛，无乳房胀痛，白带无异常。

中医诊断 虚劳（营卫失和，枢机不利）。西医诊断：慢性疲劳综合征。

患者外感后邪客于表，营卫不和，枢机不利，气血运行不畅，故胸闷、经前腹痛；气滞则血行瘀滞，故月经色暗；营卫瘀滞则化热、生痰饮，热灼津液，故口干、口苦；热扰心神则多梦易醒；痰饮滞脾则气血生化不足，四肢肌肉无以濡养，则下肢酸软乏力、月经量少；湿热交阻，故而潮热；患者肾阴不足，腰府失养，故下肢酸软乏力；舌红、苔薄黄腻，脉弦，为营卫失和、枢机不利之象。四诊合参，治法宜调枢和营、理气和血，以柴胡桂枝汤合八珍汤加减。柴胡、黄芩、法半夏、当归、炒枳壳、香附、砂仁、乌梅、白芍、陈皮、桂枝、甘草、太子参、炒白术、茯苓、山药、枸杞子、熟地黄、牡蛎，7剂，水煎服，日1剂。

二诊　2021年4月26日。

服药后患者下肢酸软乏力及精神状态较前改善，偶有胸闷、气短。前方去乌梅、熟地黄，倍用桂枝，以调营卫、畅气血、和阴阳。继服12剂。

三诊　2021年5月10日。

诸症缓解。效不更方，前方加乌梅生津、紫苏叶行气和胃。继服7剂。

患者坚持随诊2个月，以上方加减治之，诸症缓解，生活质量提高。

按　本例是虚中兼感外邪者，营卫失和、枢机不利，当补中有泻，扶正祛邪，调枢利气机，使得祛邪亦可起到固护正气、和畅气机的作用。柴胡桂枝汤即由小柴胡汤、桂枝汤各用半量合方而成，小柴胡汤能疏利三焦，调达上下，宣通内外，和畅气机；桂枝汤不仅能解肌祛风、调和营卫，而且还有调和阴阳气血之功，正所谓"外证得之，为解肌和荣卫；内证得之，为化气调阴阳也"（清代尤怡《金匮要略心典》引徐彬语）。二方相合，优势互补，共奏调达枢机、通阳散结、宣通营卫、调和阴阳之功。

（五）结语

《素问·举痛论》曰："百病生于气也。"气机的调整，涉及疾病的发生、发展、转归；女子以气为用，气机的调整在女性患者诊治中具有重要的应用价值，可以通过平衡气机，可调节生殖系统、情志以及免疫功能，从而达到治病的根本。

3 周期疗法在妇科各病证中的应用

中药人工周期疗法根据妇女月经代谢的不同时相及机体脏腑的阴阳消长而提出来，用以调理气血阴阳，恢复"肾-天癸-冲任-胞宫"生殖轴功能，使月经处于正常状态的方法。它旨在通过调整女性生理周期来调节和治疗与生理周期相关的疾病或症状。近年来中药人工周期疗法在临床指导选方用药上有了很大的发展和提高，结合我们日常临证体会，浅述该疗法在妇科各病证中的应用。

（一）不孕症

不孕症病因病机复杂，举凡脏腑、经脉、气血功能紊乱，六淫、七情、瘀血、痰湿等因素皆可影响胞宫，致胞宫阴阳偏颇，寒温失调，最终导致胞宫不能摄精成孕。不孕的发生与肝、脾、肾三脏关系密切，其中，肾虚是该病的基本病机，湿、痰、瘀则皆既为以上脏腑失衡的病理产物，亦为相应的病因，二者互为因果，证候多为虚实夹杂。治疗时应标本兼顾，扶正不忘祛邪。

在辨证分型的基础上，通过中药人工周期疗法，调节月经周期并促进卵泡发育以待"的候"，增加排卵率和妊娠率。如月经期应顺势利导，活血行气通经，不留瘀血，常用药物有当归、赤芍、泽兰、川牛膝、益母草、丹参、香附等；卵泡期为阴长期，应以滋阴养血为主，佐以温肾助阳药以增加内膜厚度，促卵泡生长，常以左归丸加减，药用紫河车、菟丝子、枸杞子、山茱萸、山药、当归、熟地黄、鹿角胶、龟甲胶、紫石英、巴戟天等；排卵期是阴阳转换之期，应酌加益气健脾、温阳活血药以鼓动气血运行而助排卵，如红花、丹参、鸡血藤、皂角刺、淫羊藿、桑寄生、巴戟天等；黄体期为阳长期，应以温阳补肾促黄体功能为主，滋阴养血为辅，阴阳俱补，药用枸杞子、熟地黄、续断、当归、山药、何首乌、菟丝子、淫羊藿、鹿角霜等，以期"阴中求阳，则阳得阴助而生化无穷"。

（二）子宫腺肌症

子宫腺肌症特征是子宫内膜组织（通常位于子宫腔内）增生到子宫肌层

中，导致炎症反应和不适症状。目前临床上尚无明确的病发原因，一般认为与患者手术史、遗传因素、激素水平失衡、子宫内膜异位、免疫系统问题等多项因素之间有着紧密联系。临床症状包括：痛经、盆腔疼痛、异常出血、月经不规律、不孕、性交疼痛等。中医病因方面与气滞、肝郁、气虚、外伤、寒凝、湿热、肾虚等因素有关，最终导致瘀血停于胞宫发为本病。"瘀"既是病因，也是病理产物。

由于临床症状多样，如果拘泥于书本上的治疗，往往效果不及预期，我们在实践中遵循中药人工周期疗法，根据经前、经期、经后阴阳气血消长的具体状况进行辨证用药，此法遵循了中医有关月经生理的认识，同时又与现代医学对卵巢、子宫周期性变化的认识不谋而合，均可取得比较满意的疗效。

对子宫腺肌症患者的治疗，重要原则是活血化瘀。经前期气血已盛，冲任满溢，下注于胞宫，胞宫逐渐满盈，故此期应顺其气血变化，以泄为主，因势利导，促进经行通畅。即在调补的基础上加入：丹参、桃仁、益母草、红花、三七等活血化瘀，实证的痛经患者在此期还应加入止痛药。月经期治疗应当重在经行通畅，加强活血通经止痛，即在辨证的基础上加入：没药、川芎、蒲黄、乳香、延胡索等行气止痛、活血通经药物，配合三七粉活血、止血、止痛，白芍养血柔肝，桂枝温经散瘀。经后期气血由盛而衰，临床用药在此期多以调补为主，配合辨证，气滞者行气，寒凝者温经，湿热者清热利湿，气虚者补气，痰瘀互结者化痰散结，肾虚者补肾，其中化痰散结方面主要依靠夏枯草、贝母、牡蛎，在消积止痛、破血行气方面主要依靠莪术、三棱，在逐瘀消癥方面运用水蛭。

（三）乳腺增生症

乳腺增生症为临床上常见的良性乳腺疾病，属结构不良病变，归属中医"乳癖""乳痞""乳中结核"范畴。目前西医治疗乳腺增生症尚无突破性进展，仍以他莫西芬等内分泌药物治疗及手术治疗为主要措施。

中医学认为肾气-天癸-冲任-胞宫构成独特的女子性轴，冲任为气血之海，下起胞宫，上连乳房，冲任血海。在肾的主导与天癸的作用下由盛而满、由满而溢、由溢而渐虚、由虚而渐复盛，具有先充盈后疏泄的特点，乳房也随着冲任的生理变化在月经周期中表现为经前充盈和经后疏泄。经前之阴血充足，肝气旺盛，冲任之气血充盈，使乳腺小叶发生生理性增生，经后随着经血外泄，肝气得舒，冲任处于静止状态，使乳腺小叶由增殖转为复旧。这一生理特点为乳腺增生病中医药周期疗法提供了理论依据。

中药人工周期疗法根据乳房经前充盈和经后疏泄的特点，临床上可分为经前期及经后期两期用药，按照经前治标，经后治本的法则进行治疗。在辨证论治的基础上，月经前期选用柴胡、青皮、夏枯草、莪术、益母草、王不留行、郁金、延胡索、香附、昆布、桃仁、红花、川芎、赤芍、山楂、麦芽、海藻、山慈菇等疏肝活血、消滞散结以治标。月经后期选用仙茅、淫羊藿、肉苁蓉、鹿角胶、山茱萸、菟丝子、天冬、制何首乌、熟地黄、枸杞子、补骨脂等温肾助阳、调摄冲任以治本。

（四）崩漏

崩漏是月经的周期、经期、经量发生严重失常的病证，其发病急骤，暴下如注，大量出血者为"崩"；病势缓，出血量少，淋漓不绝者为"漏"。相当于西医病名无排卵性功能失调性子宫出血。崩漏的主要病机是冲任损伤，不能制约经血。现行教材多采用"急则治其标，缓则治其本"的原则，辨证施治，结合运用塞流、澄源、复旧三法治疗。我们认为在上述治疗的基础上，遵循月经周期的生理及病理变化，配合中药人工周期疗法，往往能收到更好的疗效。

在辨证论治的基础上，崩漏经后期主要以益气养血为基本治则，辅以养阴，遣方用药以八珍汤合左归饮二至丸加减。经间期以温阳活血为主，辅以补血，遣方用药以桃红四物汤合二仙汤加减。经前期以温阳补血为主，辅以益气，配合选用菟丝子、熟地黄、枸杞、当归、续断等遣方用药以右归丸合四物汤加减。月经期重在活血祛瘀，辅以养血、理气，遣方用药以血府逐瘀汤合四物汤加减。

（五）医案举隅

黄某，女，35岁，文员。初诊：2021年3月14日。

主诉 阴道不规则出血3年余。患者3年前劳累后经乱无期，月经一个月来潮二三次，末次月经2月16日至今近1个月淋漓不尽，经色鲜红，质稠，有血块，伴腰酸，下腹胀，平素易疲倦、头晕，白带稍多，色黄，纳可，眠一般，二便调。G3P2A1。舌红苔少，脉细。

中医诊断 崩漏（肾阴不足证）。西医诊断：功能失调性子宫出血。治以滋肾益阴、止血调经为法，方选归芍地黄汤加减：生地黄、醋香附、地榆炭、枸杞子、牡蛎、黄连、知母、蒲黄炭、血余炭、甘草、黄芩、黄柏、当归、白芍、炒酸枣仁、牡丹皮、山药、莲子心。7剂，水煎服，日1剂。

二诊 2021年4月23日。服药7日后阴道出血止，至4月16日月经如期而至，经量较前增多，色鲜红，5日净，无腹痛，仍腰酸，食欲一般，睡眠可，二便调，舌红苔白，脉细。治以健脾补肾、益气养血为法，辅以养阴，以八珍汤合左归饮加减：当归、川芎、白芍、熟地黄、党参、白术、茯苓、炙甘草、山药、枸杞子、山茱萸、酸枣仁、女贞子、桑椹。7剂，水煎服，日1剂。随访跟踪3个月，患者服前方后月经规律，经量正常，腰酸好转，精力明显改善，纳眠二便均正常。

（六）体会

中医药在治疗妇科疾病的过程中，最大的优势在于因人而异，注重个体间差异，结合中医辨证论治和整体观念，又注重卵巢的周期性变化与临床用药相结合，根据患者的气、血、虚、实、寒、热，使用辨病辨证相结合的治疗方式，根据患者月经周期的临床表现及出现的并发症状随症加减。与现代医学相比较，中药人工周期疗法从整体上调节了"下丘脑-垂体-卵巢"轴功能优于单纯的激素替代疗法，具有不良反应少、远期效果稳定等优势，其应用范围将日益扩大，值得推广。

4 情志调节与养生

情志是机体对外界刺激的客观反映，情志养生指的是通过调节情绪和情感来保持身心健康。《黄帝内经》曰："智者之养生也，必须四时而适寒暑，和喜怒而安居处，节阴阳而调刚柔，如是则僻邪不至，长生久视。"因此情志调节在养生中也是必不可少的一部分。

（一）情志与脏腑的关系

情志是以脏腑的功能活动为基础，虽由心所主宰，但其功能活动受五脏的调节，即《素问·天元纪大论》曰："人有五脏化五气，以生喜怒忧思恐。"

心藏神，在志为喜，喜则气和志达，可见"喜"是对外界信息的良性反应，有利于"心主血"。肺藏魄，在志为忧，人初生之时，耳目心识，手足运动，为魄之灵，是由外界刺激引起的一种精神活动。肝藏魂，在志为怒，魂乃神之变，魂之为言。魂的精神活动包括谋虑，故又有肝主谋虑之说。怒是情绪激动时的一种精神变化，是不良刺激。脾藏意，在志为思，正常的思考有赖脾的健运。肾藏志，在志为恐，恐与惊相似，惊为不知受惊，恐为自知而怯，惊、恐亦为不良情绪刺激。由此可见，人体的神魂意魄志及喜怒思忧惊等精神意识活动都依靠五脏的功能调节。

（二）情志对脏腑功能的影响

《素问·举痛论》所说"百病生于气也，喜则气缓、怒则气上、思则气结、悲则气消、恐则气下、惊则气乱。"情志波动可导致脏腑气机失调，如气机紊乱、气滞不行及升降失调等，影响脏腑气机功能，导致疾病的发生。

过喜，可使心气涣散，神不守舍，而见精神恍惚，思维不集中，重者神明失主，致神志错乱，语无伦次，举止异常。怒则气上，大怒可致肝失疏泄，气机不畅，而致两胁胀痛，胸闷，善叹息，或见急躁易怒。肝气横逆，克犯脾胃，胃失和降则致呃逆、呕吐；脾气不升则见腹胀泄泻。肝气上逆，血随气升，气血并走于上，故致头晕，头痛，面红目赤，甚至气血蒙蔽清窍，而突然昏厥，血随气妄行，则见呕血。思发于脾而成于心，思虑太过，可使脾气耗伤，心血亏虚。脾气虚则运化失健，则见食少，腹胀便溏。心血不足以养心，致心悸，失眠多梦。形体不得气血濡养，则消瘦，倦怠，头晕目眩，健忘，舌淡脉缓。忧愁日久不解，耗伤脏腑之气，故见神疲乏力，食欲不振。过度悲哀，则使气消，故见面色惨淡，时时呼叹饮泣，精神萎靡不振。恐则气下，极度恐骇，可使肾之精气下劫，肾气不固，则遗精，滑精，二便失禁，下焦气机不畅，而见少腹胀满。惊则气机逆乱，心神不能安藏，则情绪不安，表情惶恐，心悸失眠，重者神志错乱，语言举止失常。

《灵枢·本神》曰："情志忧惕思虑则伤神""愁忧不解则伤意""悲哀动中则伤魂""喜乐无极则伤魄""怒而不止则伤志""恐惧不解则伤精。"神形合一则生命所在，情志伤及五华，五华对应五脏功能，故"破䐃脱肉，毛悴色夭""四肢不举""阴缩而挛筋，两胁骨不举""皮革焦""腰脊则不可以俯仰屈伸""骨酸痿厥"均体现的是脏腑功能受损所出现相应的证候，五脏六腑均受累，脏腑功能衰败，五谷无以化生精微以养脏腑，生命难以为继。

心境平和、情志稳定，则阴平阳秘、百病不侵；脏腑病变可出现相应的情绪反应，情志的改变也影响脏腑的功能，从而影响疾病的发展及预后。

（三）调整情志以养生

情志调节为养生之首要。心主血而藏神；肝藏血而主疏泄；脾主运化而居中焦，为气机升降的枢纽、气血生化之源。故情志所伤为害，以心、肝、脾三脏和气血失调为多见。初病多实，病久则由实转虚。实证类型以气机郁滞为基本病变，治疗以疏肝理气解郁为主，可选用柴胡疏肝散；气郁化火者，理气解郁配合清肝泻火，可选用丹栀逍遥散以疏肝解郁，清肝泻火；气郁夹痰，痰气交阻者，理气解郁配合化痰散结，可选用半夏厚朴汤；气病及血，气郁血瘀者，理气解郁配合活血化瘀，可选用血府逐瘀汤；兼有湿滞者，配合健脾燥湿或芳香化湿；夹食积者，配合消食和胃。虚证宜补，针对病情分别采用养心安神、补益心脾、滋养肝肾等法。虚实互见者，则当虚实兼顾。用药过程中需注意理气而不耗气、活血而不破血、清热而不败胃、祛痰而不伤正；补益心脾而不过燥、滋养肝肾而不过腻。

运动调节情志以养生。《黄帝内经》曰："久卧伤气""不妄作劳""形劳而不倦，气从以顺。"过劳过逸都会影响全身机能，使气血、肌肉、筋骨失去正常生理功能，适当地劳动或锻炼而不过劳，可以使人体气血顺畅。现代医学观点，也认为长期卧床休息，不仅不利于机体新陈代谢的正常进行，甚至会引起脂肪肝等并发症。适当的体力活动，可以促进细胞代谢，促进血液循环、胃肠分泌、内分泌平衡及高级神经的灵活性，从而增强机体抵抗力。

（四）医案举隅

卢某，女，52岁，公司经理。初诊：2021年3月13日。

主诉 颈部结节8年余，加重1年。患者8年前颈部肿起，可触摸到结节，质软不痛，未重视，现拟求中医治疗来诊。平素有潮热，自汗，盗汗，畏寒，四肢易冰冷，寐差，入睡困难，多梦，情绪压抑易烦躁，纳可，喜温饮，大便2日1次，小便正常。舌红少苔，脉细涩。既往史：8年前子宫全切除手术。辅助检查：2021年3月8日B超提示甲状腺实性结节并部分粗大钙化、左4.0 mm×2.9 mm×3.0 mm，右5.3 mm×2.6 mm×2.8 mm；免疫3项等血生化检查未见异常。

中医诊断 瘿瘤（阴虚内热夹瘀）。西医诊断：甲状腺结节。

患者年过半百，肝肾日渐损耗，加之平素情绪失司，肝气郁积，故情绪压抑易怒；肾为先天之本，肾精亏耗则阴液不足，阴虚则内热，故而出现潮热、盗汗、自汗，热扰心神则入睡困难、多梦；阴损及阳，则肾温煦功能不足，故畏寒、四肢易冰冷。四诊合参，证属阴虚内热夹瘀，治疗以养阴清热、软坚消瘿。自拟方如下：石决明、夏枯草、蒲黄、金银花、猫爪草、郁金、牡蛎、醋鳖甲、桔梗、牛蒡子、生地黄、浙贝母、地骨皮、山楂、皂角刺、天花粉、合欢皮、薏苡仁、丹参、砂仁，7剂，水煎服，日1剂。

二诊　2021年3月29日。

患者述潮热、出汗次数减少，仍入睡难，白天倦怠，偶有头痛头胀，大便少。继前方加姜厚朴、大黄以化湿浊、荡涤胃肠、活血行瘀，加桑白皮清泻肺气之壅实，加山药以加强脾胃运化。14剂，水煎服，日1剂。

三诊　2021年4月12日。

症如前述，睡眠较早前好转，出汗减少，头痛缓解，二便调。守前方加栀子消火除烦、凉血解毒、清三焦之火。14剂、水煎服，日1剂。以上方加减服药3月余，患者告知颈部肿块已消失，无其他不适。

按　瘿瘤主要由情志内伤、饮食及水土失宜引起，并与体质有密切关系。气滞痰凝、血瘀壅结颈前是瘿瘤的基本病理，病理变化以气为先，由气滞、痰凝、血瘀、肝火、阴虚这一病理变化涉及肝、心、肾、脾等脏器，在疏肝解郁、理气化痰、活血祛瘀的同时应注重滋阴养血，调整机体脏腑功能。早在《诸病源候论·瘿候》中记载："瘿者由忧患气结所生，亦曰饮沙水，沙随气入于脉，博颈下而成之。"《外科正宗》也提出了瘿瘤病机主要是气痰壅结的观点，指出："夫人生瘿瘤之证，非阴阳正气结肿，乃五脏瘀血、浊气、痰滞而成。"若情志不舒，肝郁气滞，三焦水道通调不利，湿聚为痰；或水土不宜，饮食所伤，脾不健运，水谷精微酿生痰浊。痰凝日久，阻滞气血，如此气滞、痰凝、血瘀壅结颈前。治疗应从疾病的病机"气、痰、瘀"着手，以疏肝郁、祛肝火为治疗法则。

本案患者年过半百，精气耗损，加上平素思虑较多，脾气急躁，导致肝失疏泄，肾精不足而阴虚内热。方中天花粉、皂角刺清热消肿排脓；鳖甲、牡蛎软坚散结；桔梗疏利咽喉；浙贝母清泄热毒、开郁散结，与生地黄配伍可佐金平木以镇肝火；猫爪草化痰散结；夏枯草清郁热，通结气，兼有辛散作用，直入肝胆以清泄肝热；生地黄、金银花、地骨皮等合用养阴清热；蒲黄、山楂活血行瘀。诸药合用，共奏软坚散结、化痰消瘿之功，病证得以治愈。

（五）结语

情志活动必须以五脏精气作为物质基础，而人的各种精神刺激只有通过有关脏腑的机能作用，才能表现情志的变化。当喜则喜，当怒则怒，正常的情志反应不仅不为病，反而有益于身心健康；过于激烈的、持久的情志活动，则往往引起脏腑功能紊乱而发病；只有情志稳定、气机平衡，阴平阳秘、气血乃至，脏腑功能协调，方能长生久视。

5 "治未病"思想的临床运用经验撷英

《素问·四气调神大论》首次提到了"治未病"一词："是故圣人不治已病治未病，不治已乱治未乱，此之谓也。"确立了《黄帝内经》以"治未病"为根本原则的中医预防学理论体系。"未病"不仅是指机体处于尚未发生疾病时的状态，也包括疾病在动态变化中可能出现的趋向和未来时段可能表现出的状态。具体来说，"治未病"可以分为"未病先防""欲病防发""既病防变""瘥后防复"4个层次，贯穿于疾病隐而未现、显而未成、成而未发、发而未传、传而未变、变而未果的全过程。

笔者认为，"治未病"思想几乎涉及和贯穿所有疾病诊疗过程，一直以来非常重视疾病的预防，包括未病养生，防病于先；欲病施治，防微杜渐；已病早治，防止传变；愈后康复，防止复发。今结合临床来谈谈"治未病"理念的应用。

（一）"治未病"思想在疾病中的应用

1. 祛瘀通络固本防治心脑血管疾病　笔者认为心脑血管疾病的形成始于本虚，成于痰瘀，终于痹阻。其病机主要是本虚而标实，先天体质不足，后天嗜食肥甘厚味，加之感受外邪和不良的情志刺激，痰浊、瘀血、热毒等病理产物相互搏结而成。因此培补先天不足，调摄正气，避免病理产物的形成和积聚，使阴阳达到平衡是防止心脑血管疾病发生的关键。应当宗《黄帝内经》"法于阴阳，和于术数，饮食有节，起居有常，不妄作劳""顺四时而避寒暑，和喜怒而安居处，节阴阳而调刚柔"之要义，节制饮食，平衡膳食，少食或不食油腻肥甘厚味之品，常食白术、生姜、陈皮、云苓、扁豆等健运脾胃化湿之品；勿吸烟，少饮酒，适当运动，使人体气机通畅，正气充沛，抗邪有力；怡情养性，心境豁达，以达到张弛有度，气机舒畅之目的。

心脑血管疾病大多起病隐匿，在早期阶段没有特征性的临床表现，多是一些头晕、乏力、胸闷、肢体麻木的症状，容易忽视。《素问·阴阳应象大论》中描述："故邪风之至，疾如风雨，故善治者治皮毛，其次治肌肤，其次治筋脉，其次治六腑，其次治五脏，治五脏者，半死半生也。"因此，应见微知著，防微杜渐，一经诊断，积极治疗，联系脏腑之间存在的生克乘侮关系，先安未病脏腑，以阻断疾病的传变途径，防止疾病发展。同时顾护脾胃之气，调护肝气，固护心阳，呵护肺气，养护肾之精气，结合中医体质不同，辨证施治。

根据"人行坐动转，全仗元气""久病必有瘀"以及"治病之要诀，在明白气血"，笔者提出了以气虚血瘀证理论为基础、以祛瘀通络固本为切入点治疗心脑血管疾病，用药突出活血化瘀和补气相结合，创立了多种以祛瘀通络固本法为代表经验方，为气虚血瘀证心脑血管疾病的治疗开辟新的有效途径。

2. 防治肿瘤重在顾护脾胃 《素问·生气通天论篇》曰："阳气者，若天与日，失其所，则折寿而不彰。"阴阳的关系不是对等的，阳气是主要的，阳主阴从。《内经》强调"凡阴阳之要，阳密乃固"。因此，笔者认为阳气失于敷布，阴寒得以凝聚是肿瘤的基本病因病机。人之阳气的多少取决于脾胃。元阳虽藏于肾，但要后天脾胃的滋养。元气升降出入的运行也依赖脾升胃降的斡旋之能。因此脾胃虚寒是易于发生肿瘤的体质类型。

临床中，肿瘤患者大多数已病入三阴，顾护胃气尤为重要。在药物的剂量上应把握准确，特别是在实施汗、吐、下法，及应用寒凉之品时尤当注意。放、化疗及手术后的晚期患者每见纳呆、腹胀、体倦乏力、便溏或便秘等胃所衰败之症。很多患者不是死于肿瘤而是死于胃所衰竭。无论肿瘤发生在何脏腑，只要有脾胃虚寒的症状，只能先顾护中气而舍其他。无论中医、西医，无论用寒用热都应在不伤胃气的基础上治疗。

3. 孕前调治以助"好孕" 《景岳全书·妇人规》指出："凡治堕胎者，必当察此养胎之源，而预培其损，保胎之法，无出于此。"依据"治未病"

的理念，应注意流产后应及时查因和调治，"预培其损"，以纠正体内失调状态，为下次妊娠打好基础。如等到受孕后出现胎漏，胎动不安征象时，再用药施治往往为时已晚，所谓"防病于先"。临证时叮嘱患者在流产发生后应及时查找病因，并针对病因辨证施治，调治之法，总以益肾健脾、舒肝养血、调补冲任为则，使肾气足，气血旺，冲任调而能摄精成孕，并能养胎育胎，使胎元安固。

在孕前调治的基础上，若再孕后应尽早予以保胎治疗，避免早产、胎动不安等情况，但在保胎之前，应该首先排除宫外孕，保胎治疗过程中也要注意动态观察胚胎情况，避免盲目保胎而造成不良后果。

4. 及时、彻底治疗盆腔炎性疾病　盆腔炎性疾病（PID）可局限于某一个部位，也可同时累及几个部位出现子宫内膜炎、输卵管炎、输卵管卵巢脓肿和盆腔腹膜炎，及时治愈 PID，杜绝 PID 的反复发作，从而防治 PID 后遗症的发生，能防止不孕症、异位妊娠、慢性盆腔痛等后遗症的发生，临床上针对 PID 的女性最有可能在月经来潮 7 日内症状发作的特点，采用在月经期给患者进行盆腔理疗获效甚显，充分发挥"治未病"思想在临床上的指导作用。

慢性盆腔炎病程较长，治疗所需疗程也长，所以不能以症状消失作为停止治疗的指征，而应该至少再巩固治疗 1～2 个月，使盆腔积液、组织增生粘连、炎性包块等体征也消失后才能考虑停药，可以最大限度上防止病情反复，还能有效地预防由盆腔炎症引起的一系列疾病，如宫外孕、输卵管炎症阻塞性不孕症、慢性盆腔疼痛等。

5. 多措并举，防疫强身　中医药是中国几千年形成的宝藏，保障了中华民族繁衍昌盛和文化长河奔流不息，并战胜了历次瘟疫。在抗击新型冠状病毒感染（COVID-19）疫情的实践中，中医药更是以多种形式参与救治，发挥了独特的优势，为广大群众及防疫人员建起一道坚固的"中医药防疫屏障"，为人类抗瘟祛疫发挥了不可替代的作用。

笔者作为辖区内新冠病毒感染防疫专家成员，根据多年临床经验，以及岭南气候特点，博采众方，精心调配，在院内推出"抗疫六宝"（包括新冠预防方、芳香避秽百福香囊、灵参饮、素馨饮、保健沐足方），医院广大一线医务人员服用新冠预防方后，反馈良好，实现了院内零感染的目标。同时，也受到了企业员工及居家隔离防疫的市民的广泛好评，凸显了中医"治未病"早期干预、综合治疗的整体调节作用，体现了在对防控突发流行性传染病的明显优势。

6. 病案举例　梁某，女，34 岁。2018 年 12 月 13 日初诊。

主诉　婚后不孕 3 年余。病史：患者婚后 3 年无避孕未能怀孕，丈夫体健无异常，曾四处求医，行专科检查均未发现器质性病变，多方医治无效，无特殊不适，月经规律，经前有少许乳房胀痛，平素有紧张、焦虑情绪，经同事介绍遂来诊。余诊查之面色红润、形体壮实，舌质红，苔薄黄，脉证合参，当从肝郁气结论治，遂用逍遥散加减治之，药用当归、香附、郁金各 10 g，白芍、茯苓、白术、党参、柴胡各 15 g，炙甘草、薄荷各 5 g，山药 20 g。水煎服，日 1 剂，共 7 剂。另嘱放松心情，调整心态，告之不要把生育当作一项工作任务，有针对性地把注意力转移到日常的工作学习和生活中，保持心态平和。守法调治 2 个月余后成功怀孕，次年秋患者顺利产一对同卵双胞胎男婴，欣然报喜。

按　心理性不孕是不孕症的一种特殊类型，其发病往往缘于患者的心常期盼能够怀孕，但效果往往事与愿违。对于该病患者，需运用"治未病"理论，积极与患者沟通。一方面让患者起居、饮食规律，放平心态；另一方面可采用药物辅助治疗，酌情选合欢皮、淮小麦、首乌藤、郁金、酸枣仁等药安神调养。

(二)"治未病"理念下的健康管理

1. "中和"为要，顺时养生　养生应以"中和"为要，注重中医"治未病"思想的运用，对于有明显季节性的疾病，常可先时而治，预防为主，往往能事半功倍，对秋冬常发哮喘病，在夏季就积极预防，"冬病夏治"，疗效确切；将"治未病"这一中医学的核心理念作为最高治养原则，对流感、过敏性鼻炎等春季多发病，则采取"春病冬防"的原则，通过建议患者增强体质，适当锻炼来积极预防，真正做到未病养生防病于先、欲病施治防微杜渐和已病早治防止传变。

2. 辨体调志，养神摄生　临床上，笔者遵先哲在医学活动中自发地分别对待社会不同阶层，不同经历，不同境况的患者，根据差异性所决定其心理和影响其生理上的不同，分别进行心理治疗。在遣方用药上根据不同处境、不同体质、不同气质的患者进行处理，制定治疗法则。如太阴之人其卫气涩，运行不畅，处方考虑泻其阴；少阴之人胃小肠大，不易摄血，须仔细调理，防止阳气伤败；太阳之人用药防止耗脱其阴，要微泻其阳，以养其神；少阳之人应实其内在阴经，泻其在外阳络，注意养气等。临床上善用疏肝解郁柴胡类中药辨治，每能效如桴鼓。

3. 传统理疗，保健养生　《金匮要略》曰："若人能养慎，不令邪风干忤经络，适中经络，未流传脏腑，即医治之。四肢才觉重滞、既导引吐纳、针灸、膏摩，勿令九窍闭塞。"外邪入侵人体的早期阶段是进入经络，这时通过呼吸、导引或者针灸、按摩的方法就可以预防病邪深入。临床实践证明，针灸、推拿、外敷等也是疾病防治的有效途径。如根据中医"上病下治、引火归源"之理论，用附子、吴茱萸等做成药饼，外贴于足底涌泉穴，有较好的降压稳压作用。基于"冬病夏治、夏病冬防"理论的"伏九贴敷"疗法是天灸的一种，秉承未病先防的思想而产生，有疏通经络、拔毒导痰、提高机体免疫力的功效。另外，指导患者一些简单易行的保健方法，如"发常梳、齿常叩、耳常摩、面常搓"，让患者自己操作，能起到防患于未然的作用。

4. 利用体质辨识进行个性化管理　作为学科带头人，笔者率先在辖区内开展中医体质辨识工作，积极探讨针对"欲病"及中医偏颇体质状态的干预方案，通过体质辨识问卷及其他四诊获得的资料，对受试者身体的各个方面做一个综合分析，即体质辨识，然后根据不同的体质类型，为受试者在饮食、起居、情绪等方面制定个体化的管理方案，真正体现了中医健康管理的个性化，从而弥补了西医体检在亚健康诊断和干预、心理及社会适应状态调查的不足。

5. 构建"治未病"健康管理服务体系　通过积极开展"治未病"养生防病宣教工作、优化团队结构、创新"治未病"服务关键技术、构建多部门联动管理机制等方式，形成了中医特色明显、技术适宜、形式多样、服务规范的"治未病"预防保健服务体系框架，中医药服务的活力得到了进一步的增强。所在医院被列为顺德首家广东省中医"治未病"健康工程试点单位、国家"治未病"健康工程试点单位，建设专科先后被评为"顺德区临床重点专科""佛山市十三五重点专科"，多渠道强化平台建设，充分发挥了中医药健康管理特色资源和优势。

（三）结语

"治未病"的理念时时处处都贯穿和渗透在我们的日常诊疗活动中，对我们的临床实践有着重要的启示作用和指导意义。当前我国十分重视治未病思想并在政策方面给予较多的支持，因而临床工作人员更需合理发挥该思想优势作用，最大限度保证人民群众的健康。

6 从肝论治月经不调临证八法

月经不调指月经周期、经期、经量、经色、经质的异常，是妇科临床最常见的病证之一。通过归纳整理蒋丽霞教授近年治疗月经不调的用药，归肝经的药物最多，达21味（黄芩、生地黄、牡丹皮、赤芍、桑寄生、狗脊、香附、藕节、川芎、延胡索、郁金、乳香、没药、牛膝、苏木、首乌藤、杜仲、当归、白芍、阿胶、山茱萸）；而同归肝、脾两经的药物有8味（黄芩、香附、延胡索、乳香、没药、苏木、当归、白芍）；同归肝、肾两经的药物有9味（生地黄、牡丹皮、黄芩、桑寄生、狗脊、牛膝、阿胶、山茱萸、杜仲）。现将诊治月经不调的治肝临证经验八法收集整理如下，以飨同道。

（一）疏肝解郁法

适用于肝气郁结型。症见月经后期，或先后不定期，或经闭，经前乳房胀痛，或有硬块，经前及经期少腹胀痛，经行不畅，或夹有血块；平时情志抑郁，舌红苔薄，脉细弦。

肝主疏泄，性喜条达，疏则疏理血脉，泄则宣泄气机，疏泄有节，气血通调经自畅。若情志怫郁，木失条达，疏泄无度，厥阴肝气失宣，妇科诸病起焉。郁者宜疏，结者宜散，使肝木得以调达，气机得以通畅，达到郁散经调之目的。

方药 加味逍遥散（自拟方）：柴胡、白芍、当归、枳壳、茯苓、香附、青皮、玫瑰花、益母草、小茴香。痛经者加延胡索、川楝子；闭经者加失笑散、红花；乳房胀痛者加夏枯草、白蒺藜。

不良的饮食习惯和情绪都会导致免疫功能下降，易感染疾病，对健康不利。且不良情绪还可通过神经内分泌系统的改变而影响性激素水平，造成月经不调诸证。故在药物治疗的同时，应对此类患者去进行饮食指导和心理疏导，确保患者保持良好的情绪状态。

（二）养血柔肝法

适用于肝阴（血）不足型。症见月经推后或经闭，经行量少，色淡红，常伴有头昏目眩，肢麻乏力，烦躁心慌，失眠梦多，舌红苔薄、脉细数。

经水者阴血也，冲任主之，藏之于肝，应时而下。若营血亏耗，肝无所藏，冲任失荣，血海空虚而致经事失调，虚则补之。李梴曰："润则血旺。"助以柔润养血之品，濡养肝体藏其营，候气血渐充，冲任得以荫益而经自调。

方药 养肝调经汤（自拟方）：熟地黄、当归、白术、女贞子、墨旱莲、益母草、鹿衔草、白芍、川芎、丹参、阿胶、甘草。脾虚者加太子参、山药；气虚者加党参、黄芪；阴虚者加麦冬、玉竹。

（三）滋肾养肝法

适用于肝肾不足型。症见月经愆期，或经闭，经量少色淡，常伴头昏耳鸣，腰酸膝软，小溲频多，舌淡苔少，脉细小。

肝藏血，肾藏精，精血互生，乙癸同源。肝肾为冲任之本，精血充足。奇经得以洒利，血海宁静经自畅。若肝肾不足，冲任应之，月水随之干涸，致使经事失调。精不足补之以味，当求血肉有情之品，峻补肾精，濡养肝血，使精血盈满，冲任源盛，月讯自能以时下。

方药 补肾理冲汤（自拟方）：龟甲、熟地黄、菟丝子、桑寄生、枸杞子、茺蔚子、补骨脂、当归、淫羊藿。肾阴虚者加女贞子、山茱萸；肾阳虚者加巴戟天、肉苁蓉。

（四）抑肝培土法

适用于肝郁脾虚型。症见月经后期或经闭，经行量少，色淡红，小腹隐痛不适；平时白带多，倦怠无力，纳呆食少，大便溏，苔腻舌淡，脉濡细。

肝属木，脾属土，土得木疏则健，气血生化源泉不竭。若肝失疏泄，积郁横逆克脾，脾虚运化失健，不能化生荣血以为经水，反为白滑之物壅阻胞宫。肝郁脾虚，当先实脾。《难经·十四难》曰："损其肝者缓其中。"脾运能健，御木之克，气血生化有源，经水应时自至矣。

方药 扶脾调经汤（自拟方）：炒太子参、白术、薏苡仁、茯苓、柴胡、山药、当归、萆薢、炙甘草、大枣。气虚者加党参、黄芪，血虚者加熟地黄，当归倍用，白带多加海螵蛸、煅牡蛎。

典型医案：王某，女，30岁，已婚。2019年6月12日初诊。据述月经不调，往往三四月一行，行则腰酸腹胀而痛，结婚3年不孕，此次又半年余未至。脉见弦虚，当系肝热脾虚、阴阳不调之故，法当从本治，更宜小心将护，不可过劳至要。方药选用党参、当归、白芍、地黄、砂仁、川芎、郁金、乳香、没药、香附、杜仲、炒栀子、牡丹皮、炒白术、桑寄生、黄芩、艾叶、甘草等煎服，效如桴鼓，覆杯而愈。1年后随访，月经周期正常，量中等，后随访已孕3月，情况良好。

此则医案，月经半年未至，加之脉弦虚，考虑乃气血不足所致，气血不足责之脾胃虚弱；行经时腰酸腹胀乃肝气不舒，不通则痛，脉见弦象，肝旺无疑。从该患者的其他诊次症状又知尚有头顶昏痛、顶心发热等症，乃肝郁化火、经络不通之象，因此，治疗采用八珍汤去茯苓气血双补，郁金、香附疏肝理气，栀子、牡丹皮、黄芩清肝热，再佐以杜仲、桑寄生补益肝肾，全方补益气血为主，兼以疏肝清热，使肝气条达则脾运自复，气血充盛则经水自来。

（五）清心平肝法

适用于心肝火旺型。症见：月经趋前，经行量多，或倒经衄血，并伴有头晕头痛，心烦口干，口舌生疮，失眠梦多，舌红苔薄黄，脉弦数。

心为肝之子，主血脉。心血充沛，则肝有所涵，冲任血海得以洒利，月经以时下。若经带胎产，阴血暗耗，心失所养，肝失所涵，心肝火旺，冲任血海受灼则迫血妄行。子令母实，肝实泻其子，药用柔润养血，焦苦清热之品清心火平肝热，胞宫清凉经自固。

方药 清心汤（自拟方）：生熟地黄、墨旱莲、白芍、牡丹皮、夏枯草、麦冬、黄连、炒栀子、怀牛膝、白茅根、何首乌。倒经者加黄芩、地骨皮，量多加仙鹤草、地榆，心悸少寐加酸枣仁、柏子仁。

（六）温肝暖宫法

适用于寒凝肝脉型。症见月经后期或经闭，经行小腹疼痛并有冷感，得热痛减，经行量少，色暗红，或挟有血块，形寒怕冷，面色苍白，苔白腻舌淡，脉沉迟。妇人行经之际，血室正开，若寒湿阴邪乘虚而入，则寒凝肝脉，冲任虚冷，血海变冰海，以致经脉痹阻，经水之道随之闭塞。寒湿内停，阳气被郁，治疗须用辛燥大热之品，破阴寒，振阳气，此曰："离照当空，阴霾自消。"使肝经寒湿得以温化，雪融则春水自来矣。

方药 暖宫汤（自拟方）：当归、附片、艾叶、干姜、乌药、木香、川芎、肉桂、吴茱萸、甘草。阳虚者加淫羊藿、巴戟天；痛经者加延胡索、川楝子；经行不畅者加泽兰、丹参。

（七）清肝凉血法

适用于肝郁血热型。症见月经先期，或一月二至，或倒经衄血，经行量多，色红质黏，伴有头疼目胀，烦躁易怒，口干咽燥，溲赤便秘，苔黄舌红，脉弦数。肝为刚脏，体阴用阳，内寄相火。肝气条达，相火宁静，脏腑和谐而经候常调。若肝郁化火，相火内炽，血海灼沸而溢于脉外。热盛者当清之，予以苦寒以清肝凉血，并佐加滋水之味，使得热泄而水不与俱泄，损中有益之妙也。

方药 清肝汤（自拟方）：生熟地黄、地骨皮、白芍、黄柏、蒲公英、牡丹皮、阿胶、墨旱莲、黄芩、栀子、甘草。阴虚者加女贞子、龟甲；倒经者加川牛膝、知母；经行头痛加石决明、夏枯草。

（八）疏肝通结法

适用于肝郁血瘀型。症见月经后期或经闭，经行量少，色紫黑，并挟有血块，少腹疼痛拒按，面色黧黑，肌肤甲错，舌有紫痕，或有瘀斑，脉来细涩。

肝以血为体，以气为用，藏血以养其体，疏泄以遂其用。若情怀失畅，肝郁气滞，气滞则血瘀，壅阻胞脉，于是月讯不行。瘀血阻络。"瘀者通其滞"是治疗大法，在活血化瘀药中，佐加疏肝理气之品，以冀调治其肝，行其气血，脉络得通则经水畅行。

方药 祛瘀通经汤（自拟方）：当归、赤芍、川芎、红花、桃仁、黄芪、香附、泽兰、丹参、甘草。气滞者加柴胡、香附倍用；血虚者加熟地黄，当归倍用；气虚加党参，黄芪倍用。

综上所述，采用疏肝解郁法、养血柔肝法、滋肾养肝法、抑肝培土法、清心平肝法、温肝暖宫法、清肝凉血法、疏肝通结法等八法从多个方面综合考虑治疗月经不调，颇有实效，充实了月经病的证治内容，能更好地指导临床实践。

7 补肾调肝法治疗围绝经期综合征

围绝经期综合征是指妇女在更年期出现的一系列症状，如烘热面赤，进而汗出，精神倦怠，烦躁易怒，头晕目眩，耳鸣，心悸，失眠，健忘，腰背酸痛，或伴有月经紊乱等与绝经有关的症状，严重影响了这一时期女性的生活质量。是女性从生殖期过渡到老年期的一个特殊生理阶段，包括围绝经期前后。西医主要的治疗手段即激素补充治疗（hor-mone replacement therapy，HRT），严格把握适应证、无禁忌证的前提下，个体化给予低剂量的雌和（或）孕激素药物治疗。但其慎用症多，在患有子宫肌瘤、子宫内膜异位症、子宫内膜增生史、乳腺良性疾病、乳腺癌家族史等疾病时应用 HRT 应密切定期复查，因其可能增加乳腺癌、子宫内膜癌等疾病患病风险。

围绝经期综合征，中医学称为"绝经前后诸证"，中医古籍中并无该病名，但根据其症状特点，散见于"脏躁""百合病""年老血崩"等病证，《金匮要略·妇人杂病脉证并治》曰："妇人脏躁，喜悲伤欲哭……甘麦大枣汤主之。"中医药在治疗围绝经期综合征有其独特优势。广东省名中医蒋丽霞教授是杏林传灯传承工作室负责人，从事临床工作近 40 载，中医药治疗围绝经期综合征经验丰富，疗效颇佳，现总结如下。

（一）探本溯源，天癸乃木本之水源

《素问·上古天真论》曰："女子七岁，肾气盛，齿更发长；二七而天癸至，任脉通，太冲脉盛，月事以时下，故有子；……七七任脉虚，太冲脉衰少，天癸竭，地道不通，故形坏而无子也。"提示着"天癸"在维系女性月经按期而至的过程中起着决定性作用。绝经前后诸证的妇女常常为烘热汗出、失眠、情绪波动（或急躁易怒或悲伤低落）等症状所扰，探究本病之根本原因，乃因天癸渐衰所致。古代医家对"天癸"做出详尽的诠释。《妇人大全良方月经绪论第一》中曰："天，谓天真之气降；癸，谓壬癸，水名，故云天癸也。"《黄帝内经素问注证发微》曰："天癸者，阴精也。"天癸藏之于肾，主宰着月经的周期来潮及孕育胎儿。伴随着生长壮老已的生命过程，天癸也随之增多及衰减。女子在绝经前后即是天癸由少至衰的过程。天癸与肾中精气之盛衰密切相关，天癸的盛衰依托于同时也决定于肾中所藏精气的变化。肾精秉受于父母，为先天之本、生命之根，是胚胎发育的原始物质，又是"天癸"的物质基础。肾中精气充盛到一定程度，即产生"天癸"。女子近七七之年，肾中精气衰，故"天癸"竭。固护"天癸"乃通过滋养肾精得以实现，蒋丽霞教授常用补肾益精的中药有菟丝子、女贞子、枸杞子、覆盆子、桑椹等。

（二）阴平阳秘，乃调治之矢的

阴平阳秘是人体的生理状态，也是中医治疗疾病的目标，对于绝经前后诸证的治疗亦是如此。《景岳全书·阴阳篇》曰："先天无形之阴阳，则阳曰元阳，阴曰元阴。元阳者，即无形之火，以生以化，神机是也。性命系之，故亦曰元气。元阴者，即无形之水，以长以立，天癸是也。"元阴、元阳亦藏于肾。《素问·生气通天论》曰："阴平阳秘，精神乃治。"强调阴阳平衡对人体的重要性，中医治疗绝经前后诸证的法则和目的即是促使阴阳双方复归"阴平阳秘"的状态。

天癸渐绝，阴精不足，阴虚而生内热，津液不固，虚阳上越，故而烘热汗出。故以滋补肾阴为法，乃阳病而治阴，"壮水之主，以制阳光"。蒋丽霞教授常用二至丸，该方源自《证治准绳》，为补益肝肾之阴之要方。女贞子配墨旱莲，女贞子能滋养肝肾之阴，性质平和，作用缓和，为一味清补的药品。《本草备要》曰："益肝肾，安五脏，强腰膝，明耳目，乌须发，补风虚。"墨旱莲味酸、甘，性寒，滋阴补肾，单用作用较弱，与女贞子相须为用，以增强补肾作用。菟丝子与枸杞子两者均为平补阴阳之品。菟丝子味辛、甘、性平，性柔润而多液，不温不燥，补而不腻，功能滋补肝肾，为一味平补阴阳的药物。《药品化义》曰其"用之入肾，善补而不峻，益阴而固阳。"菟丝子既能益肾精又可助肾阳，不论肾阳虚或肾阴虚，均可应用。枸杞子亦能平补阴阳，用治肝肾不足，不论阴虚、阳虚，都能适用。而两者区别在于，菟丝子助阳之功胜于养阴，枸杞子则滋阴之功胜于助阳。蒋丽霞教授临证重视阴阳互根互用之关系，避免单纯地使用补阴或补阳药物，而是根据《景岳全书·补略》中所言"善补阴者，必于阳中求阴，则阴得阳升，而泉源不竭"，补阴当于阳中求阴精之长，补阳当于阴中求阳气之生。围绝经期妇女常苦于伴随烘热感的阵发性汗出，故配以苎麻根与浮小麦，两者均为收敛药物，可对症止汗。

（三）补肾与调肝，为治疗之要

肾与肝关系密切。肾阴不足，则肝失条达，发为烦躁易怒、郁闷不舒之症状。五行中肾属水，肝属木，水生木，肾生肝，肝克肾。"肝气有余者伐之，木之属也。代木之干，水赖以安。"明李中梓在其所著《医宗必读》中提出著名的"乙癸同源，肾肝同治"的理论观点。"肾应北方壬癸""肝应东方甲乙"，肾藏精，肝藏血，精聚为髓，精髓化生为血，即精血同源，由于肝肾同源于精血。厥阴必待少阴之精足方能血充气畅，疏泄条达。蒋丽霞教授滋阴补肾的同时，还重视疏理肝气而使肝气条达、疏泄有度，常以柴胡配郁金调肝。柴胡既具良好的疏肝解郁作用，又为疏肝诸药之向导，是治肝气郁结之要药。郁金，以功效为名，既入气分善于疏肝解郁，复入血分以活血调经，且能入心经，具有清心开郁功效，郁金药性寒凉，能入血分，又有凉血作用。

围绝经期妇女多伴随失眠，蒋丽霞教授多从肝论治，"精血同源"，肾藏精，肝藏血，肾精亏虚，肝血不足。《黄帝内经》云："肝藏血，血舍魂。"肝血不足，血不藏魂，虚烦不得眠。人寤则魂寓于目，寐则魂藏于肝，肝血亏少，肝气不荣，则魂不得藏，故不得眠。蒋丽霞教授常以酸枣仁汤养肝补血宁神。本方源于张仲景的《金匮要略》，方中重用酸枣仁为君，既能补肝养血敛气而安魂，又能养心而安神，魂既不归容，必有浊痰燥火乘间而袭其舍者，烦之所由作也，故以知母、甘草清热滋燥，川芎、茯苓行气除痰。血得藏，宅其魂，心神安宁。此乃从肝论治，求肝之治而安其魂也。

（四）验案举隅

林某，女，51岁。因"阵发性烘热汗出1年、失眠2个月。"于2019年8月15日首次就诊。患者2018年8月绝经后开始出现阵发性烘热汗出，情绪难以自控，闷闷不乐，时时欲哭，常常于情绪波动后发作烘热汗出。近2月因家中琐事与爱人争吵后出现失眠，入睡困难，需约3个小时才可入睡，睡眠2～3小时后即醒，醒后无法再次入睡。烘热汗出亦随失眠的出现而加重，每日发作20余次，烘热汗出，无情绪波动等诱因亦可发作。夜间醒后烘热汗出，甚则汗液浸湿内衣，更加难以再次入睡。白天精神萎靡，对任何事物均失去兴趣，无口干、乏力，无腰酸、耳鸣，纳食可，二便调。舌红暗，苔薄黄，脉沉弦滑、尺弱。

本病西医诊断为围绝经期综合征，中医诊断为绝经前后诸证，中医辨证为肝肾不足、肝气郁结、心神不宁。以滋补肝肾、疏肝解郁、宁心安神为法治疗。处方女贞子、墨旱莲、菟丝子、枸杞子、柴胡、郁金、苎麻根、浮小麦、炒酸枣仁、知母、茯神、川芎、甘草等中药14剂，水煎服，日1剂，分2次服用。2019年9月25日二诊：患者服上方2周后，烘热汗出发作次数明显减少，由每日发作20余次减至10次左右，每次发作时汗出亦减少，情绪波动较前改善。近3日咳嗽、咽痛，无咯痰及发热，舌红暗，苔薄黄，脉沉滑、尺弱。证治同前，将女贞子、墨旱莲加量以加强滋阴补肾作用，柴胡、郁金加量以增强疏肝之力，另加钩藤、薄荷、青黛以止咳、清热、利咽。2019年11月7日三诊：服上方14剂后，咳嗽、咽痛痊愈。阵发性烘热汗出发作次数明显减少，每日仅发作小于5次，且每次仅微微汗出。睡眠转安，入睡快，眠中不醒，睡眠时间7小时。情绪较前稳定。舌红暗，苔略黄，脉沉滑，证治同前。睡眠改善，将上方炒酸枣仁减量，去钩藤，加佩兰，服此方2周后，患者未再发作烘热汗出，睡眠佳。

按 本例患者已过"七七之年"，天癸已衰将竭，肾中之阴精本已不足，阴虚而生内热，虚热上扰，津液不固，故而烘热汗出；肝肾同源，实乃精血同源，少阴之精亏虚，厥阴之血失养、气不得畅，肝失条达，疏泄不及，而见情绪难以自控、闷闷不乐、时时欲哭之症。近期情绪剧烈波动导致肝中之阴血耗伤愈重，阳不能入阴，导致入睡困难、眠浅易醒；虚阳携津液上越而致夜间眠中汗出加重。

治疗上，二至丸补益肝肾之阴，同时重视阴阳互根互用，阳中求阴，菟丝子配枸杞子阴阳双补；柴胡配郁金疏肝解郁、使肝气条达，后加佩兰，《本草便读》曰："佩兰，辛香之气过之，故能解郁散结。"佩兰味辛而散，厥阴经药也，肝宜辛散，肝郁散；苎麻根配浮小麦乃敛汗之良药；《金匮要略》之酸枣仁汤养肝血、安心神。服药期间因患者新发咳嗽伴咽痛症状，加钩藤配薄荷，两药轻清透热、利咽止咳。本例围绝经期综合征患者，经过蒋丽霞教授施以中药汤剂调治后阴阳复归平衡，肝气得以舒达顺畅，情绪平稳，心神安宁，睡眠改善，诸症消除，身体自安。

中医治病的特点是主要通过调整脏腑功能，达到治病求本的目的。中医治疗围绝经期综合征的着眼点与西医不同，不是单纯激素的替代而应该是通过多种途径如改善卵巢的血液供应、抗氧化等作用来延缓卵巢的衰老，维持卵巢分泌雌激素的功能，从而起到防治围绝经期综合征的作用，这将是中医治疗围绝经期综合征的优势所在。

8 盆腔炎性疾病后遗症的诊治思路

盆腔炎性疾病后遗症是妇科常见病，既往称为慢性盆腔炎，常因盆腔炎性疾病失治、误治或疾病迁延不愈正气亏虚而成，以反复下腹痛、腰骶酸痛、阴道分泌物增多、肛门坠胀等为主要临床表现，甚则导致异位妊娠、不孕，给女性的生活、工作、心理等带来极大困扰。本病有病程长、治愈率低且复发率高的特点，目前现代医学主要是根据临床表现及患者有无生育需求进行对症治疗，主要包括抗生素治疗、手术治疗、辅助生殖技术等方式，单纯的抗感染治疗并不能取得良效，且在治疗该病时易被质疑存在滥用抗生素、诊断不清、随意用药等过度治疗，也存在手术范围与方式限制的不足。中医药治疗该病具有近期疗效较好、远期复发率较低、不良反应小的优点，故越来越多患者求助于中医药治疗。

（一）中医病因病机认识

盆腔炎性疾病后遗症属中医学"妇人腹痛""带下病""不孕"等范畴，古代医家对此早有论述，《诸病源候论·卷三十八》中就有"苦腰背相引痛，月水不利，令人不产，小腹急，下引阴中如刀刺，不得小便，时苦寒热，下赤黄汁，病苦如此，令人无子"的记载。我们通过多年的临证观察与总结，认为盆腔炎性疾病后遗症多发生于经行、产后或宫腔操作气血亏虚之时，主要是脾肾已虚而余邪未尽，"湿、热、寒、瘀"阻滞胞宫，加之肝气郁滞，气机不畅，冲任带脉气血运行失调而致病，"湿、热、寒、瘀"胶着又进一步影响机体气血运行，最终发展为正虚邪恋。本病属本虚标实之证，以"虚"为本，以"瘀"为核心，与肝、脾、肾密切相关，临证时当扶正、祛邪并重，方可取得良效。

（二）调治特色

1. 气血同治　现代研究表明，本病患者因病变局部有微血栓形成而处于高凝状态，盆腔处于"黏、浓、凝、滞"的"血瘀"状态，活血化瘀药物可通过改善血液流变学及血流动力学改善盆腔"血瘀"微环境。女子"以血为本，以气为用"，无论是"因实致瘀"或"因虚致瘀"，"瘀血"既为致病因素，亦为病理产物，贯穿疾病始终，故治疗本病常用活血化瘀之法。"血瘀必兼气滞"，故而此病易反复发作，缠绵不愈。瘀血阻碍血道的通畅和血行顺畅，故而脏腑经络失于濡养，加重气虚。《血证论》有云"瘕之为病，总是气与血胶结而成瘀久不消，则变成积聚癥瘕也。"气血调和则无瘀滞形成，故"治血分病当调气为先"，气血二者相辅相成，临证应将调气寓于理血之中，以行气活血化瘀为治法，气血调和则病可渐愈。此外，需谨记面对瘀血不能一味攻伐，必须顾护正气、调畅气血，做到祛瘀生新之时不致散气耗血。

2. 顾护脾肾　现代研究发现慢性盆腔炎与脾胃疾病之间存在密切的相互致病、互为因果的关系，多数慢性盆腔炎患者存在脾胃系统疾病症状，且病程越长则脾胃疾病症状表现越明显。妇女的经、带、胎、产都以血为用，气血生化与脾胃密切相关，脾为水谷之海，后天之本，是气血生化的源泉；另外，女子的生理活动均与肾密切相关，《素问·上古天真论》提道："女子七岁，肾气盛，齿更发长；二七而天癸至，任脉通，太冲脉盛，月事以时下。"肾为先天之本，肾藏精，精化血，若脾虚气血无源，肾虚精不化血，影响五脏六腑，导致正气虚衰，邪气易趁虚而入。本病初始脾肾亏虚为本，因脾虚不能运化水液和肾虚不能蒸腾气化水液，致使水湿中阻流注下焦，湿聚成痰，痰湿阻滞，或湿从热化，本虚标实，虚实夹杂，湿热互见，影响血之畅行，病久入络滞而成瘀，病情复杂，病程迁延。由此可见，在盆腔炎性疾病后遗症过程中，脾肾不足为根本，故治疗时注重顾护脾肾、补益气血，先后天同调，增强患者抵抗能力。

3. 调畅情志　女子以肝为用，肝主疏泄，既强调肝脏对情绪意志的调节，也强调对全身气血的调运。正如朱丹溪所曰："血气冲和，万病不生，一有怫郁，诸病生焉。"《素问·脏气法时论》曰："肝病者，两胁下痛引少腹。"足厥阴肝经环绕阴器，至小腹，若肝失疏泄，则气机运行不畅，为血之帅，气滞则瘀血阻于胞宫，不通则痛，尤以情志不遂时加重。"气为血之帅"，如果肝主疏泄的功能正常，气机调畅，则周身血液运行通畅，全身气血调和，瘀血难以形成。此外，肝郁日久多伤脾胃，脾胃虚则水湿运化不利，水湿下注胞宫，与瘀血相结，郁久化热、伤正，致使本病缠绵难愈。研究发现，慢性盆腔炎合并情绪障碍较常见，临床上常规治疗无效的慢性盆腔炎患者，需注重抑郁、焦虑、情绪障碍等症，当出现抑郁焦虑症时，合并应用相关药物，可收到较好的治疗效果。因此治疗上要注重调肝行气，开导患者情绪，以达理气和血之效，促进病情好转，并有助于提高患者生活质量。

（三）分型论治

1. 湿热瘀结证　盆腔位居下焦，易受湿浊病邪侵袭而为患，当经期、产后胞脉空虚正气不足，或素体禀赋不足难以抗邪，湿浊邪毒乘虚而入，蕴结下焦，邪与血气相搏，日久瘀化为热，热毒内炽而发为盆腔炎。湿热与气血搏结于冲任、胞宫，则少腹疼痛或痛连腰骶，疼痛拒按；湿热下注，伤及任带，则带下量多，色黄，质黏稠；湿热瘀结内伤，气机不利，可见胸闷纳呆、口中黏腻、便溏、小便黄赤等。若患者以湿热偏盛者，则可见舌红苔黄，脉滑数，治疗上当以清热利湿、化瘀止痛为主。选用龙胆泻肝汤或清热调血汤加土茯苓、大血藤、败酱草、薏苡仁治疗。方中黄连、土茯苓、薏苡仁清热除湿；大血藤、败酱草清热解毒；当归、川芎、红花、桃仁、牡丹皮活血祛瘀通络；莪术、香附、延胡索行气活血止痛；生地黄、白芍凉血清热，缓急止痛；共奏清热除湿化瘀之功。

2. 气滞血瘀证　此证与情志内伤密切相关，肝主疏泄，肝气郁结，血为气阻，冲任不畅，则少腹痛胀不安、乳房痛胀、经行延后、经色偏黯；肝郁乘脾，则胃脘部胀满，纳差，情志不遂，烦躁不安，常长叹气，气郁化热，耗伤阴血，则经量偏少、夜寐不安，舌质紫黯，脉象弦而涩。治以行气活血，化瘀散结，方选行气化瘀汤。药用当归、红花、丹参、三棱、莪术活血化瘀；枳壳、香附、延胡索疏肝理气止痛；败酱草、大血藤清热解毒；桂枝通阳化气，除湿止带。

3. 寒凝血瘀证　此证因患者素体肾阳偏虚，加之感受寒湿之邪而成。寒、湿均为阴邪，寒性凝滞，湿性重浊，因患者肾阳偏弱而侵犯人体，客于胞宫、冲任，致使血行不畅，故可见小腹时有冷痛，经期加重，得温痛减，体寒肢冷，面部颜色青而白，白带色亮白清稀，量多质稀，月经量少，色紫黯有块，舌暗淡，脉细或沉紧。治疗上以温经散寒、化瘀止痛为主，选用少腹逐瘀汤。神疲乏力、少气懒言者，加党参、黄芪益气升阳；腰膝酸软者，加杜仲、牛膝、菟丝子补肾强腰；纳呆腹泻者，加茯苓、白术、山药健脾助运。

4. 气虚血瘀证 《灵枢·五味》曰："谷不入，半日则气衰，一日则气少矣。"水谷精微化生而来的水谷之气是人体之气的主要来源，胃主受纳，脾主运化，故气虚所致血瘀病变主要为脾虚气弱，阴阳气血失常。若患者素体虚弱，或病久气虚，或年高脏气亏虚等多种因素致气虚，复感外邪或正虚邪恋，留着于冲任，与血搏结，致血行不畅，瘀血内停而发为本病，临床表现为少腹隐痛，喜热喜按，气短懒言、乏力纳差，睡眠少，难以入眠，心悸动，面色无华，舌质淡，脉象细而弱。治以益气健脾、化瘀止痛，选用黄芪建中汤结合行气活血之赤芍、桃仁、红花等加减，以利于正气恢复，提高机体免疫力，改善盆腔症状。

5. 肾虚血瘀证 女性经、带、胎、产、乳的独特生理是一个损耗肾气的过程，而肾作为冲任之本，冲任脉的通盛皆以肾气盛为前提，故若先天禀赋不足、后天饮食失养或房劳多产、药物损伤等多种因素致患者肾气受损，则冲任气血失调，气不足致血运受阻，血行瘀滞，日久癥瘕内生而发为本病。表现为少腹冷痛，坠下，喜温喜按，腰膝酸软无力，头晕眼花，肢冷畏寒、怕冷不温，小便短黄，且夜尿量多，大便稀溏不成形，舌质暗淡，苔白，脉沉弱。治以温肾益气、化瘀止痛。方选温胞饮合失笑散加减，月经量少甚至停闭者，加龟甲、制首乌、阿胶滋阴养血；肢寒畏冷者，加用紫石英、淫羊藿温肾助阳。

（四）病案举隅

患者张某，女，39岁，已婚已育，2022年11月8日初诊。

主诉 小腹反复疼痛半年余。患者平素工作压力较大，半年前劳累后出现小腹疼痛，西医诊断为盆腔炎性疾病，予抗生素治疗后腹痛仍反复发作，为求中医调治，遂来诊。刻诊：时有小腹疼痛，右侧坠胀痛为主，劳累、情绪波动后加重，月经期间及排卵期疼痛明显，经前乳房胀痛，月经多拖沓，白带量多，色黄质稠，口苦，烦躁易怒，舌红苔黄，脉弦数。

西医诊断 盆腔炎性疾病后遗症。

中医诊断 腹痛（湿热瘀阻证）。治疗上以清热利湿、化瘀止痛为主。处方：龙胆、栀子、柴胡、黄芩、白芍、生地黄、泽泻、车前子、当归、生甘草、香附、延胡索、薏苡仁、鸡血藤。共7剂水煎，早晚分服。

2022年11月15日复诊。患者小腹痛明显改善，白带减少，色淡黄，胃纳欠佳，偶有泛酸，舌淡红、苔薄黄，脉弦。效不更方，原方加神曲10 g、砂仁 10 g，再予 14 剂。经调治 2 个月余后，患者小腹痛、白带增多、乳痛均痊愈，后续予参苓白术散加减以健脾祛湿、匡扶正气。

按 本例患者平素工作压力较大，情志不畅，肝气郁结，气滞血瘀，初次发病未能及时治愈，病情反复，以致邪恋胞宫，阻滞气机，下焦气化不利，水湿内聚，渐成湿热瘀阻之证，伤及任带，故小腹痛、白带增多并见。患者病程虽长，但仍以邪实为重，故治宜祛邪为先。方中龙胆、黄芩、栀子清肝胆实火；泽泻、车前子、生甘草引湿热自水道而去；肝体阴，易为湿热所伤，而方中苦燥、伤阴之品较多，故予当归、生地黄、白芍滋阴养血，使邪去而阴血不伤；柴胡、香附、延胡索、鸡血藤共奏理气活血、化瘀通络之效；神曲、砂仁健脾助运，防诸苦寒之品损伤脾胃。本案辨证准确，组方严谨，祛邪不忘扶正，故获良效。

9 治疗多囊卵巢综合征经验浅识

（一）西医学对多囊卵巢综合征的认识

多囊卵巢综合征（polycystic ovarian syndrome，PCOS）是一种以高雄激素血症、排卵障碍和卵巢多囊样改变为主要特征，集生殖、代谢及心理障碍为一体的生殖内分泌代谢性疾病。其主要临床表现包括排卵障碍、超重/肥胖、男性化表现、月经不规律、不孕等。PCOS 患者除了影响生殖能力外，还伴随着代谢紊乱、心血管疾病、糖尿病、高血压等多种健康问题。本病多发于 20～40 岁女性，我国育龄期妇女患病率为 5.6%。随年龄增长患糖尿病和心血管疾病等并发症的发生率也呈现增加趋势。可见，PCOS 已成为影响现代女性健康的重要疾病之一。

（二）西医学治疗

目前西医对 PCOS 的治疗以降低雄激素、调整月经周期、改善胰岛素抵抗等对症治疗或实现阶段性治疗目标为主。肥胖型 PCOS 患者，治疗的重点通常是减轻体重、改善胰岛素敏感性和调节内分泌功能，同时可减少该类患者远期并发症，包括糖尿病和心血管疾病发生。药物治疗包括：口服避孕药、促排卵、抗雄激素和胰岛素调节剂等药物治疗，往往治疗周期长、出现不良反应、易复发等。如促排卵治疗的高排卵率、低妊娠率、高流产率，易导致卵巢过度刺激综合征等不良反应；而抗雄激素、胰岛素调节剂存在显效慢、时间长、易复发等弊端。手术疗法适用于药物治疗无效的无排卵PCOS患者，通过手术刺激卵巢，致卵巢激素水平迅速回落，刺激下丘脑，使垂体分泌正常水平的促性腺激素。一般采用腹腔镜下卵泡穿刺打孔、卵巢多点电凝等，但容易出现术后粘连、易复发等问题。

（三）中医学对PCOS的认识

1. 对病名的认识　中医古代文献中并无多囊卵巢综合征病名，主要根据其临床表现分别论治，可归于月经过少、月经后期、肥胖、闭经、不孕症等范畴。而单从卵巢多囊性增大的形态学改变而言，又当属中医学"癥瘕"范畴。

2. 对病因病机的认识　PCOS涵盖中医妇科多种疾病，临床上可表现为某一种或某几种疾病。妇科疾病的病机特点以脏腑、天癸、气血、经络为主体，同时强调任、督、冲、带等奇经胞脉、胞宫、胞络的重要作用。中医学认为PCOS的主要病机是脏腑间协调功能失常，经脉受阻，气血失和、胞宫失养。

（1）从肾而论：《素问·上古天真论》中对女子不同年龄所应达到的状态进行了较为详尽的描述，指出生长发育过程中，天癸是一种至关重要的物质。《傅青主女科》指出，肾决定了月经的化生。女子冲任充盛、月经按时来潮的关键是肾精充足。《灵枢·决气》曰："两神相搏，合而成形，常先身生，是谓精。"以上皆是说明肾藏精，是生命的根本。《医学正传》中也提出了肾气充盛对人生理的重要性，肾气充盛与气血之海是否充盈是相互联系相互影响的，血海充盛，胞脉藏泄有时，有孕育新生命的能力。如果肾精不足，冲任气血亏虚，天癸难以按时来潮，胞宫失于濡养，卵子生长化生乏源，可以出现月经后期、月经过少、闭经等。故肾为先天之本，元气之根，生殖之源。若先天禀赋不足，或后天失养，损伤肾气不能生精化气生血，冲任亏虚，血海不能按时满溢或满溢不多，则月经后期量少，甚至闭经、不孕。

（2）从肝而论：《临证指南医案》提出女子血为本，以肝为先天。肝的疏泄、藏血等功能与月经、生殖亦有密切关系。《妇科要旨》曰："妇人无子，皆由经水不调，经水所以不调者，皆由内有七情之伤，外有六淫之感，或气血偏盛，阴阳相乘所致。"《万氏女科》曰："忧愁思虑、恼怒怨恨，气郁血滞而经不行。"足见月经不调与肝脏功能有密不可分的关系。肝失疏泄，气机郁结，郁而化火，火灼肝阴，进而使肝肾阴亏，血海不能依时满盈，产生月经量少、闭经、月经后期等月经病；肝郁日久，情志内伤，疏泄失常，还会出现痤疮、多毛、皮肤粗糙等症状；肝血不足，冲任血海调节失常，亦可导致月经失常；气血运行不利，内停为瘀，可见闭经、癥瘕等；肝木犯土，脾失健运，聚湿生痰，痰湿内聚，导致肥胖。

（3）从脾而论：脾乃后天之本，气血生化之源。《女科经纶》曰："妇人经水与乳，俱由脾胃所生。"月经的产生、胎孕的形成皆赖于脾胃功能的正常运行。脾气健运，则气血旺盛，滋养肾精，通达冲任，血海满溢有时而经期规整。若脾阳亏虚，运化失调，水液聚为痰饮，导致气机不畅，冲任不通，生化机能不足，继而月事不调，不能成孕。脾气亏虚，运化失司，水精不能四布，内聚为痰饮；脾虚累及肾阳，火不暖土，脾土更虚，通调水道，聚液亦为痰，痰湿阻塞胞脉，滞而不通可致月经不调、不孕等。正如朱丹溪《丹溪心法·子嗣》曰："若是肥盛妇人，禀受甚厚，恣于酒食，经水不调，不能成胎，谓之躯脂满溢，闭塞子宫。"《兰室秘藏·妇人门·经闭不行有三论》曰："妇人脾胃久虚……血海枯竭，病名曰血枯经绝。"

（4）从痰瘀而论：西晋《针灸甲乙经·妇人杂病》中记载"女子绝子，衃血在内不下，关元主之"，提出瘀血是可以导致不孕。《妇科切要》曰："肥白妇人，经闭而不通者，必是湿痰与脂膜壅塞之故也。"《名室秘录》曰："痰气盛者，必肥妇也……难以受精。"脾肾为先后天之本，日久脾肾亏虚，气虚而血行无力，因虚致瘀，因瘀重虚，从而形成恶性循环。脾肾阳虚，水湿内停，痰湿内生，壅阻冲任胞脉，气血瘀滞，使卵子排出受阻、卵巢增大而患病。可见，痰湿、血瘀为月经病发生的主要病理环节。痰乃津液所化，瘀乃血液凝滞，由于津血同源，故痰瘀不仅可以互相交结，而且可以相互转化，出现因痰致瘀，或因瘀致痰。痰瘀之邪，最易阻滞气机，滞于冲任血海，壅塞胞宫，从而发生月经量少、月经后期，甚或闭经、不孕等。

（四）我们对 PCOS 的认识

PCOS 患者临床常表现为腰膝酸软，头晕，耳鸣，经前乳胀，烦躁易怒，胸胁不适等肾虚肝郁之症。肾主骨，生髓，通过肾藏精功能来实现。肾精亏虚，滋养清窍失利可见头晕耳鸣；腰为肾之府，可见腰膝酸软。肾为元阴之本，肾水亏虚，水不涵木，虚火上炎，可表现为痤疮。阴精亏虚，卵泡发育缺乏物质基础，不能正常排卵，可见到卵巢呈多囊样改变、不孕。患者长期多思多虑，思则气结、伤脾，脾运化功能失司，气血生化乏源，血海空虚，可见月经量少、稀发、闭经。肝主疏泄功能失职，根据足厥阴肝经经脉循行所过，可见有经前乳胀，胸胁不适。肝失疏泄，易郁而化火，可见有情志失调，烦躁易怒，精神抑郁等症。肝之郁火上犯肺，肺司皮毛，肺之郁火宣发，表现为多毛、痤疮。肝郁克脾，致脾失健运，水湿代谢失常，积聚体内，脂膜壅塞，可见形体肥胖、多毛，痰湿下注，阻碍气血运行，痰瘀阻于胞宫络脉，可见卵巢多囊改变、月经后期、闭经及不孕等。

1. 治疗原则　重视脏腑学说，特别是五脏的生克制化关系，尤其重视肝、脾、肾。我们认为肾虚是PCOS的根本原因，肝郁脾虚是重要病机，痰湿壅盛，瘀血内阻，肝郁化热为标，本虚标实。治疗前应当辨证准确，审因求源；治疗时当应标本兼治，以补肾健脾疏肝为主，配合祛湿、化痰、行气、活血为本病主要治法，同时根据兼症随症加减，青春期尤重视从情志调治，以调整月经周期为主，兼中药促排卵，以减少复发；对于有生育要求的育龄期妇女，首先要进行不孕症的相关检查，排除其他因素引起的不孕后，以调周促排为主，针对PCOS治疗以降低雄激素，调整LH/FSH比值，用超声监测卵泡发育情况，当卵泡发育接近成熟时，以中药促排助孕。由于PCOS患者多出现体内孕激素分泌不足，不足以维持正常妊娠，确诊妊娠后立即采取补肾安胎治疗，促使孕妇体内分泌足够量的激素，以提高妊娠成功率；对于无生育要求的育龄期妇女，主要以调节内分泌水平，改善症状，减少并发症为目的。

2. 选方用药特色　PCOS病变在性腺轴，以脏腑功能失调、气血失和，痰瘀互结为病变特点。临床以调肝益肾、疏肝健脾、补益脾肾、祛湿化痰、活血调经为大法，同时结合患者就诊主要目的选方用药，随症加减，力求用药精准，直达病所，药到症消。如以温补肾阴肾阳为主的六味地黄汤、四物汤、右归丸、左归丸、八珍汤、毓麟汤等；疏肝解郁为主的柴胡疏肝散、四逆散等；健脾化痰为主的温胆汤、苍附导痰汤、二陈汤等；活血化瘀为主的桃红四物汤、少腹逐瘀汤等。

3. 中医周期疗法显特色　肾-天癸-冲任-胞宫轴为女性生理、生殖产生的机理过程，对应着西医学中下丘脑-垂体-卵巢轴，根据月经周期中肾阴阳消长、气血变化，运用阴阳调节的手段，在月经周期的不同时段，选用不同的调节冲任治法及方药，调整脏腑气血阴阳正常水平的动态平衡，以期恢复下丘脑-垂体-卵巢轴功能，使卵巢内分泌功能正常，促使卵泡的发育及排出，使月经周期规律，易于受孕。

卵泡期：滋阴养血为主，佐以温肾助阳药，基础方＋左归丸加减：紫河车、菟丝子、枸杞子、山茱萸、山药、当归、熟地黄、鹿角胶、龟甲胶、紫石英、巴戟天等；

排卵期：加益气健脾，温养活血药，如红花、丹参、鸡血藤、皂角刺、淫羊藿、桑寄生、巴戟天、淫羊藿等。

黄体期：补肾养阴温阳，药用枸杞子、熟地黄、续断、当归、山药、何首乌、菟丝子、淫羊藿、鹿角胶等；

月经期：以活血调经方，活血调经理气，药用当归、赤芍、泽兰、川牛膝、益母草、丹参、制香附等。

4. 运动与饮食　根据PCOS患者多肥胖，合并胰岛素抵抗等特点，必定会对患者的生活习惯提出建议，嘱患者在治疗过程配合控制饮食，多食清淡少油、高纤维的食物，如瓜果蔬菜。并配合适当运动，如慢跑、跳绳、瑜伽等，不仅能有效降低体重，还有益于身心健康。体重减轻，体内雄性激素的分泌也有一定程度下降。另外早睡亦是必要的，晚睡会影响身体的恢复，亦易令病理产物如痰、湿、瘀、热等增加。

5. 身心同治、夫妻同治　PCOS患者大部分表现为对自己的病情过分忧虑、多疑、信心不足，急躁易怒，对医护人员缺乏信任等，肝气郁结可谓其共同特点，仅是轻重程度的差异。因而心理治疗在PCOS中占有重要的地位。强调身心同治，通过详细询问了解患者的病情和心理活动，与患者建立和谐、融洽的医患关系。对青春期患者，嘱咐家长勿给孩子施加过重的压力，轻松学习，劳逸结合，避免熬夜。对育龄期患者，建议患者培养爱好，以分散心理负担，使心有所寄托。家庭关系方面，如夫妻之间、婆媳之关的关系亦尽量处理，令家庭关系和睦，提高心理耐受能力，缓解压力。适当减轻工作任务及人际关系压力，保持心理平和。唐代医家孙思邈《备急千金要方》曰："凡人无子，当为夫妻俱有五劳七伤、虚羸百病所致，故有绝嗣之殃。"我们提出了夫妻同治的思路，此法不仅是减少了对女性的歧视和误解，更有助于患者及配偶认识疾病，更好地参与治疗，在一定意义上促进夫妻双方的感情，使不孕不育夫妻少走弯路，尽快实现自己的求子梦。

6.膏方巩固治疗效果　膏方作为中药的一种传统剂型，适用于各种慢性疾病的治疗，具有调和全身气血阴阳的功能，正如名医秦伯未所曰："膏方非单纯补剂，乃包含救偏却病之义。"深刻指出了膏方不仅可以滋补强壮以祛除虚损劳伤，还包含治病纠偏之义。临床上 PCOS 属于难治性疾病，治疗周期长，反复发作，患者难以坚持长期口服中药汤剂。应用膏方治疗 PCOS，服用方便，口感较好，易于坚持，具有成药、中药汤药所无法比拟的优势。PCOS 患者常伴有不同程度的胰岛素抵抗以及脂代谢功能异常，针对这类患者选用木糖醇为辅料制成膏方，以免引起血糖、血脂升高。

（五）医案举隅

夏某，女，31 岁，公司职员。初诊：2021 年 9 月 26 日。

主诉　备孕 4 年未育。患者婚后 4 年备孕均未能成功生育，为求中药调理来诊。既往在外院诊断为"多囊卵巢综合征"，近 2 个月规律服用戊酸雌二醇片、地屈孕酮片。平素眠差，多梦易醒，易疲劳，头昏沉感，烦躁易怒，胃纳一般，易饥饿，饭后易腹胀，喜热饮，二便正常。初潮 12 岁，既往月经规律，30～32 日一行，1 周净。LMP：2021 年 9 月 18 日，量中等，色鲜红，偶有血块，无痛经，偶有腹胀，经前 1 周乳房胀痛。婚后备孕 4 年中，2017 年 12 月及 2019 年 2 月分别于孕 8 周、孕 10 周时生化妊娠流产。白带无异常。面色少华，舌苔白腻有齿印，脉弦细弱。

中医诊断　不孕（肝郁气滞，脾肾亏虚）。西医诊断：多囊卵巢综合征。

治疗时应用疏肝解郁、健脾益肾之法，以自拟方"疏肝健脾益肾方"加减：柴胡、郁金、白芍、白术、枸杞子、牡蛎、砂仁、黄芩、枳壳、陈皮、茯苓、熟地黄、厚朴、桂枝、法夏、香附、炙甘草、山药、当归、延胡索、党参、薏苡仁、远志、薄荷、鸡内金、首乌藤、山茱萸、浮小麦。6 剂，日1 剂，水煎服。

二诊　2021 年 10 月 1 日。患者服前方后，睡眠较前明显改善，精神状态良好，小便黄，大便烂，日 2 次。根据患者月经前后阴阳气血变化的规律，拟方①（嘱经前服）：疏肝健脾益肾方去白芍、远志，薏苡仁、熟地黄、浮小麦减量，加用补骨脂、莲子、五味子，3 剂，以健脾益肾填精；方②（嘱行经后服）：疏肝健脾益肾方去远志、厚朴、薄荷、桂枝、郁金，鸡内金减量，加桑椹、地骨皮、糯稻根、莲子，5 剂，以清热养阴、补益脾肾。上方总计 8 剂，水煎服，日 1 剂。

三诊 2021 年 10 月 9 日。服用上方后除月经前有轻微乳房胀闷不适，余诸症皆除。予原方去薄荷、浮小麦，首乌藤减量，加用远志以安神定志，共 12 剂。2021 年 10 月 24 日查尿妊娠实验（＋）。

（六）体会

我们通过调节肝、脾、肾功能，配合祛湿、化痰、行气、活血等治法，运用阴阳调节的手段，在月经周期的不同时段，选用不同的调节冲任治法及方药，调整脏腑气血阴阳正常水平的动态平衡，以期恢复下丘脑-垂体-卵巢轴功能，使卵巢内分泌功能正常，促使卵泡的发育及排出，使月经周期规律，得以正常受孕。治疗过程中重视饮食与运动配合，强调身心、夫妻同治，结合膏方巩固长期疗效，为临床治疗 PCOS 提供有效的诊疗思路和方法，与西药治疗本病形成互补，体现中医药诊疗本病的优势。

10 膏方辨治不孕

膏方是中医 8 种剂型里丸、散、膏、丹、酒、露、汤、锭之一。是依据患者身体状况进行辨证处方，将多种中药材反复煎煮，然后去滓取汁，蒸发浓缩，最后再加糖或蜂蜜、胶类等，收膏制成的半流体状态的药物剂型，具有补虚扶弱、纠偏祛病、防病治病、抗衰延年之效，适宜人群极为广泛。笔者临床上运用膏方治疗不孕，根据病症合理选方用药，探本求源，直中病所，临床常获良效。

（一）病因病机

不孕症，是指育龄期妇女在正常性生活的条件下，1 年以上未采取任何避孕措施而没有怀孕，可分为原发性不孕和继发性不孕。不孕症古称"全不产""断绪"，《素问·上古天真论》首先提出了肾气盛，天癸至，任通冲盛，月事以时下，故有子的受孕机理，《针灸甲乙经·妇人杂病》率先提出瘀血导致不孕的机理，《广嗣纪要》指出"五不女"和"五不男"不能生育，首先提出了先天性生殖器畸形导致不孕。现代医学同样认为，不孕症与男女双方皆有相关，治疗前应谨慎求因，男女同查，方能对症治本。

在病机上，笔者认为，肾虚是不孕症的基本病机，与肝、脾两脏密切相关，寒、热、湿、瘀、痰则皆既为以上脏腑失衡的病理产物，亦为相应的病因，二者互为因果，证候多为虚实夹杂，治时应标本兼顾，扶正不忘祛邪。

（二）治则治法

不孕症原因复杂，应辨证与辨病结合，根据月经、带下及全身证候综合分析，明确病因与病位。治疗应以补肾为本，疏肝为要，兼顾脾胃，通补兼施，调经为重，并辅以心理辅导。

1. 燮理阴阳，补肾为本　肾藏精，为生殖之本，肾气盛，天癸充，冲任通盛，两精相搏，合而成胎。因此肾虚为本病基本病机，治疗时尤重补肾。胎元是父精母血，阴阳交合的结果，阳气是促进生长的动力，阴气则是重要的物质基础。肾为五脏阴阳之本，平衡肾中阴阳为调治一身阴阳之根本。笔者在临床用药时遵循"阳中求阴，阴中求阳"理论，注重阴阳互济，临证多用杜仲、续断、菟丝子、淫羊藿、紫河车等温补肾阳，同时常配女贞子、墨旱莲、桑椹、百合、麦冬、黄精等滋肾益阴，以求阴平阳秘，精神乃治。

2. 疏肝达木，调畅气血　"妇人善怀而多郁，又性喜褊隘，故肝病尤多。肝经一病则月事不调，艰于产育"。妇女因其生理特性易肝气郁结，故而治疗不孕应以疏肝为要，肾藏精，肝藏血，肝肾同治，精血相资，孕育有望。肝主疏泄，喜条达而恶抑郁，故在临床诊治时活用逍遥散以调和肝脾，临证遣方用药，常选用柴胡、白芍、香附、当归、白术、牡丹皮、茯苓等，以解肝气之郁，宣脾气之困，肝脾得宣，则腰脐利而任带通达，胞胎之门自启。

3. 补养后天，脾胃兼顾　脾胃为后天之本，气血生化之源，后天之本不济，化源不足，气血亏虚，则先天之本渐涸，难于孕育。女子以血为用，脾胃为气血生化之源，脾运健旺，化血有源，则能滋肾养肝，气血化生有源，则冲任充盈。临证选方常用四君子汤、异功散，药用白术、茯苓、陈皮、党参、黄芪等益气健脾以顾护脾胃，以助脾运。

4. 涤痰祛湿，调经通胞　患者素体肥胖或脾肾不足，恣食膏粱厚味，导致湿聚成痰，痰湿内蕴，阻滞冲任胞宫，不能摄精受孕。如《女科经纶嗣育门》引朱丹溪语："肥盛妇人，禀受甚厚，恣于酒食，经水不调，不能成孕，以躯脂满溢，湿痰闭塞胞宫故也。"临证时常以苍附导痰丸以燥湿化痰，辅以轻疏灵动行气之品如香附、陈皮、木香、砂仁等以醒脾消滞，黄芪、党参、巴戟天、菟丝子等健脾益肾，标本兼顾，祛痰化湿，经调则子嗣。

5.化瘀消癥，通利胞宫　寒、热、虚、实、外伤所致瘀血阻滞冲任，或经期、产后余血未净，房事不节亦可致瘀，胞宫胞脉阻滞不通导致不孕，"宿血积于胞中，新血自不能成孕"。故当宗《黄帝内经》曰："血实者宜决之""结者散之"，治疗应以活血化瘀、通利胞宫为主，可选用化瘀四物汤、少腹逐瘀汤等加减，常用药物如当归、川芎、五灵脂、蒲黄、泽兰、益母草等。有热象者，加大血藤、败酱草，寒象明显者加小茴香、艾叶，有癥瘕者，可合用桂枝茯苓丸，助胞脉畅通，自能受孕。

6.调经种子，衷中参西　根据"天人相应""种子必先调经"等理论，并综合现代医学对于卵巢周期性变化的认知，在辨证分型的基础上，通过中药周期疗法治疗排卵障碍性不孕，可明显调节月经周期，促进卵泡发育以待"的候"，增加排卵率和妊娠率。月经期满盈而泻，此时由阳转阴，经血外泄，应顺势利导，活血行气通经，不留瘀血，应以基础方结合桃红四物汤加减，常用药物如益母草、当归、川芎、桃仁、红花、香附等；卵泡期为阴长期，治疗应以滋阴养血为主，佐以温肾助阳药以增加内膜厚度，促卵泡生长，可结合左当丸加减，如紫河车、菟丝子、山茱萸、山药、熟地黄、鹿角胶、龟甲胶、巴戟天等；排卵期是阴阳转换之期，应酌加益气健脾、温阳活血药以鼓动气血运行而助排卵，如红花、丹参、鸡血藤、皂角刺、淫羊藿、桑寄生、巴戟天等；黄体期为阳长期，应以温阳补肾促黄体功能为主，滋阴养血为辅，阴阳俱补，以期"阴中求阳，则阳得阴助而生化无穷"。

（三）膏方的优势

不孕症病因大多涉及多脏腑功能失调，因此证型相对复杂，膏方药味众多，往往是大方、复方，可以全方位布阵投药，脏腑、气血、阴阳同调，兼顾多方面因素；同时，膏方药效虽缓但作用持久，方中可予大量阿胶、鳖甲胶、鹿角胶、紫河车等血肉有情之品，对不孕症的调治有着独特的优势；而且膏方中又加冰糖、蜂蜜、木糖醇等调味，较寻常中药而言味道颇佳，口感好，服用方便，所以在治疗不孕症中有明显的优势。女性在孕前服用膏方，把身体调理到最佳状态，可以提高孕后抵抗力预防疾病，对母婴均有好处。对于采用现代辅助生育技术的不孕症患者，膏方可以在不同环节介入，值得推广。

（四）膏方应用注意事项

1. 膏方一般补益药较多，切忌一味壅补，开具要依据患者体质偏胜和不足，细问病史，详察病情，诊断明确、病证结合、斟酌用药，考虑周全，综合分析，注重兼顾肝脾肾，辨体质与辨证结合，才能制订出最适于患者病情的组方，方能奏效。

2. 重视膏方的服用方法，如初服膏方或内有实邪或脾胃功能不良者，多数先予开路方，祛除实邪，时刻不忘顾护脾胃，在应用滋腻的补益药时，兼顾胃气，要保护好后天之本，使其正常发挥运化功能。服用过程中如遇感冒、发热、腹泻、纳呆等特殊情况酌情停服或者减量。

3. 注意用药安全，患者有生育要求，在治疗过程中随时有妊娠可能，因此可以通过监测排卵、测基础体温等方法，及时发现是否怀孕，用药时平和进补，药味剂量适度，应慎用峻下破瘀等药。

4. 服药期间还应进行饮食和生活方式的指导，注意调节情志，疏导不良心理因素，不孕症患者大多紧张焦虑，要注意安慰鼓励，身心治疗，帮助患者增强信心，排除思想顾虑，医患积极配合，让膏方的治疗效果最大化。

（五）病案举例

例 1 肾虚肝郁证。李某，女，32 岁，初诊：2018 年 2 月 1 日。

主诉 婚后两年无子来诊。月经先后无定期，以后错为多、经量少、经血夹瘀，经期下腹疼痛，伴腰膝酸软、烦躁易怒、经前乳房胀痛、口苦稍干，失眠，大便略结，2 日一行。舌紫黯，脉弦。素感畏寒，冬令四肢清冷，曾做 B 超监测排卵显示无卵泡。经 3 个月门诊调治，经行规则，B 超监测到成熟卵泡。西医诊断：原发性不孕。

中医诊断 月经先后无定期，不孕症。证属肾虚肝郁。治宜补肾疏肝。方药：补肾方＋柴胡汤＋柏子养心丸（柴胡、木香、香附、枳壳、郁金、当归、白芍、酒苁蓉、覆盆子、枸杞子、巴戟天、山茱萸、熟地黄、续断、怀牛膝、党参、茯苓、远志、桑椹、淫羊藿、炒麦芽、薏苡仁、川芎、丹参、赤芍、柏子仁、阿胶、鹿角胶、龟甲胶。蜂蜜收膏。）

二诊 2018 年 5 月 31 日。告知已停经 58 日、测尿妊娠试验阳性，B 超已见孕囊，并有胚芽、胎心。提示宫内早孕。不胜欣喜，随访至孕 10 周，10 月后顺产一子。

按 由于现代女性工作压力较大，婚后忙于事业，准备怀孕时已错过最佳生育年龄,所以此类原因的不孕症发病率升高。古有"调经种子"之说,每求孕育,调经是一个先决条件。《女科要旨》曰:"妇人无子,皆由经水不调,经水所以不调者,皆由内有七情之致、外有六淫之感,或气血偏盛,阴阳相乘所致,种子之法,即在于调经之中。"本方中木香芳香浓烈,善开壅导滞,升降诸气,为行气止痛之要药;香附具有行气、调经、止痛之功,为气病之总司,女科之主帅;柴胡疏肝解郁、理气调经,乃行滞气,疏利肝胆之良品。调经需肾气旺盛,任脉通、冲脉充盛,月事才能得以如期而潮,所选补肾精类药物为患者具备孕育功能的物质基础所设:此方地黄、枸杞子、山茱萸,滋肾养阴,佐以阿胶、鹿角胶、龟甲胶诸味血肉有情之品,填补精血,促其精卵发育成熟,四物汤合柏子养心丸养血活血,宁心安神,以利气血流动,排卵顺畅,肉苁蓉、巴戟天、淫羊藿、续断、怀牛膝补肾助阳、暖宫育精保持排卵后黄体功能之稳定;参、术补脾益气加之木香、枳壳理气助运之品,使之补而不滞,滋而不腻,无碍胃之弊,利于消化吸收。诸药并用,使阴阳平衡而肾气强盛,气血条达而冲任流畅,方应其证,效如桴鼓。《纲目》记载蜂蜜甘润,可和营卫、润脏腑,通三焦,调脾胃,故以蜂蜜收膏即可矫味又可调和诸药。从而喜收全功。膏滋代煎,缓图根本。

例2　脾肾两虚证。黄某,女,35岁,2019年6月28日备孕3年未果来诊。月经量少、经期延长、色淡质稀,经期腹冷痛,得温则缓,伴畏寒、神疲乏力、腰膝酸软、纳呆,白带多而清稀,尿频。平素睡眠如常,间有头晕耳鸣、易腹泻,夜尿1～2次,大便稍溏,1次/d。查体:面色无华、眼周黯黑,舌暗淡,边有齿痕,苔薄白,脉沉弱。膏方治则:补肾温阳、益气健脾。方选:右归丸(去桂附)＋八珍汤加减(菟丝子、肉桂、小茴香、覆盆子、巴戟天、山茱萸、熟地黄、紫河车、延胡索、鸡血藤、炮姜、杜仲、人参、山药、黄芪、白术、茯苓、当归、白芍、山楂、丹参、香附等,黄明胶、鹿角胶、黄酒。蜂蜜收膏。)2020年10月11日获悉该患者1年半来未服其他药物成功受孕。

按　傅青主曰:"夫寒水之地,不生草木;重阴之渊,不长真龙。胞胎寒冷,又何能受孕哉!"该患者为脾肾阳虚、命门火衰。因肾主生殖,脾为后天之本,脾肾阳虚直接影响卵子生长发育,导致不孕。患者易腹泻且饮食偏凉即泻,表明有脾阳虚(《中医名言辞典》曰"久泻,肛门不固,阳虚也"),治以附子理中丸(《名医类案正续编》曰"中气虚寒者,用附子或附子理中丸，无有不效也"），舌脉亦呈现肾阳虚寒凝血瘀之象；脉证相合，属于虚、寒之证无疑。如《圣济总录·妇人无子》曰："女子所以无子者，冲任不足，肾气虚寒故也。"本方具有温补肾阳、暖宫驱寒、活血调经助孕功效。诸药同用，而获良效。

11 孕前如何进行个体化调理

在社会高度发展、健康要求高涨、生育压力加剧的今天，孕前阶段的健康调理十分必要，不仅影响到未来孩子的健康，也影响着母亲孕前、孕期及生育后的健康状况。

中医学十分重视子代与父母体质的关系，提出"人之始生……以母为基，以父为楯"（《灵枢·天年》）的观点，更是提出"地则母之血也，种则父之精也"（《女科要旨·种子》），把生育喻为播种，母亲喻为土壤，强调土壤是否肥沃关系到孩子成长的优劣。子代禀受父母之气而生，"人之禀气，或充实而坚强，或虚劣而软弱。充实坚强其年寿；虚劣软弱失弃其身"（《论衡·气寿》）。足见古人对生殖健康及人口素质的重视。

中医在孕前保健方面具有独特优势，基于"欲强其子女，必先强其父母"的优生思想，运用中医养生调护方法，针对女性孕前体质进行中医保健，通过调节或尽量改善母亲的偏颇体质，使其趋向"阴平阳秘"，有利于改善孕期母婴的健康状况，对提高出生人口素质和妇幼保健水平具有重要的意义。

（一）孕前调理的几个时机

1. 把握最佳生育年龄 《素问·上古天真论》曰："女子……二七而天癸至，任脉通，太冲脉盛，月事以时下，故有子……七七任脉虚，太冲脉衰少，天癸竭，地道不通，故形坏而无子也。"鉴于天癸对生殖的重要作用，应选择天癸发育达到鼎盛，并且稳定而持续的状态时为最佳生育年龄。女性的生育力从 32 岁即开始下降，37 岁以后迅速递减，其最佳生殖年龄在 25～30 岁。生育年龄过小，母体生理发育尚不成熟，产前保健不完善，胎盘营养不足导致妊娠风险增加。而生育年龄过大，母体的慢性并发症增多，子宫血管内皮损伤，胎盘功能不良会造成怀孕率降低、胚胎品质不良，这样就增大了流产的可能性导致妊娠并发症的风险增加。故女性应该科学地认识生殖的自然规律，不要因为忙于工作而错过了生育的黄金时期，应回归最佳的生育年龄。

2. 掌握最佳受孕期 《万氏妇人科》曰："种子者，男则清心寡欲以养其精，女则平心定气以养其血……欲种子，责当其时，交会应期。"说明受孕须选适当的时机，即男子身强体健，精力充沛和女子在排卵期。正如《大生要旨》中曰："凡妇人一月行经一度，必有一日姻缊之候，于一时辰间，气蒸而热；昏而闷，有欲交接不可忍之状，此的候也。于此时顺而施之，则成胎矣。"这里所说的"姻缊之候""的候"相当于西医学所称之排卵期，正是受孕良机。脏腑功能正常，气血旺盛，经络通畅，天癸保持正常节律性，月经则按期而至。而月经不调者往往有排卵障碍，影响受孕。因此，确保女性月经规律是掌握受孕佳期的关键。

3. 提前调养"孕气"好 随着人民生活水平和质量的提高以及二胎时代的到来，孕前及孕期保健越来越被重视。明代张景岳正式确立"预培其损"的先进理念。张景岳认为胎儿的生长依赖母体源源不断的精血的濡养、气的固护，主张在孕前审其所病、察其不足、补其所缺、纠其偏盛、固本培元进行针对性治疗，使气血调和、胎元稳固。《医方简义》中说道："欲治孕育、必先调经。"对于月经不调者先调经。如因其他病而起，当先治疗他病，未孕先防，防治不良妊娠的发生。此外母体体质的增强同样不容忽视。在孕前的 3 个月至半年，科学调理身体，不仅能为新生宝宝一生的体质打下良好的基础，而且也是女性身体"全面整休"的大好时机。尤其对于大龄女性、有流产史女性、月经不调者、妇科炎症者、计划二胎/三胎者，或存在腰酸、头晕耳鸣、失眠健忘、手脚冰凉、性欲淡漠、手足心热等体质虚弱、气血不足的亚健康女性，孕前中医药调理更是必不可少的。

（二）女性常见孕前异常中医体质及调治

1. 肝郁气滞，情志化火 现代育龄期女性学业、工作、生活等方面的精神压力较大，常易导致肝郁气滞。女子以血为本，以血为用，而肝脏体阴而用阳，肝藏血，主疏泄，为机体调节气血的枢纽。长期情志不舒、思虑过度，会逐渐引致女性气血运行不畅。通常表现为，烦躁易怒、心慌气乱、头晕头痛、食欲减退等相关症状，出现经前症候群、经前痤疮等内分泌异常情况。对于肝气郁结的女性，在调理上多以疏肝、养血调经为主，常用四逆散、柴胡疏肝散等加减。若肝郁气滞日久，致肝病犯脾、肝郁化火伤阴，则在疏肝的基础上酌加四君子汤以健脾益气，女贞子、白芍、山药、石斛、沙参等以养阴柔肝。

这类女性患者可以选择多参加社会活动的方式加强与外界的沟通，多听一些明朗的音乐，多读一些怡情的书籍，培养适合自己的兴趣爱好，移情易性。饮食上可以选择玫瑰、菊花、荞麦、柠檬、茉莉花等行气解郁食物，慎用寒凉生冷及油腻食物。可选择动形怡神或者形神并练的运动，如太极拳、八段锦、气功、瑜伽、舞蹈这类运动。另外，安心静坐，也是一种较好的放松心身，缓解焦虑，改善睡眠的方式。

2. 肾气不足，冲任受损　此类体质患者多经行先后不定，或经行推迟甚至经闭不通，经量偏少或量多如崩或淋漓不止，伴有腰酸、头晕、耳鸣、潮热等。《女科集略》曰："女子肾脏系于胎，是母之真气，子所系也，若肾气亏损，便不能固摄胎气。"现代研究认为中医理论中的"肾-天癸-冲任-胞宫轴"的作用与现代医学中的"下丘脑—垂体—卵巢轴"的作用相似。肾藏精，主生殖，肾主宰着"肾-天癸-冲任-胞宫"生殖轴之间的协调，若肾虚，冲任失调，胞宫失养，则生殖轴失衡，导致生殖内分泌功能紊乱、排卵性障碍。现代研究认为，补肾助孕法可以调整女性激素水平、促进子宫体血液循环及供血供氧，促进黄体功能健全，从而有助于胚胎的种植与发育，提高妊娠率。肾为五脏阴阳之本，肾气调节机体的代谢和生理功能活动，是通过肾中阴阳来实现的，临床上我们多用淫羊藿、紫石英、巴戟天、菟丝子、续断、杜仲、女贞子、山药、桑椹等药物补肾填精，温肾助阳以助孕。在长期临床实践中，我们发现有些患者仅用单纯补肾法获效不佳，根据"气血不足以推血，则血必有瘀"（清代周学海《读医随笔》），故常加以活血化瘀之品以增补肾之效，临床上常配合运用益母草、当归、丹参、泽兰、川芎、鸡血藤等。尤其对于月经周期不规则、免疫性不孕、复发性流产多可通过补肾固冲来治疗。

该类人群饮食应以清淡为原则，忌大补，忌辛辣生冷，可适当食用芝麻、蜂蜜、银耳、枸杞子等，若体质偏重阳虚，则建议多食用一些"温阳"食物，如羊肉、韭菜、生姜、鸡肉等，并注意戒食生冷。在生活中，除了生活规律及饮食定时之外，控制性生活的频率也是调理的关键，不加节制的性生活会进一步加重正气的外泄。此外，适当体育锻炼也有助升发阳气，改善体质。

3. 脾胃虚弱，气血不足　脾胃为后天之本，气血生化之源，可充养肾中精气。脾虚气血生化无源，气虚血少，无以濡养胞胎，胎元失养而堕。《诸病源候论》记载："若血气虚损者，子脏为风冷所居，则血气不足，故不能养胎，所以致胎数堕。"此类体质的人，通常气短懒言，精神不振，健忘，反复感冒或消化功能不佳，纳呆便溏，容易腹泻。若母体养分不足、身体虚弱，怀孕时胎儿也会受到影响，不易长大甚至容易流产。只有脾胃健旺、气血充足，食物养分才能充分被母体吸收，并为胎儿提供充足补给，保障胎儿健康。治疗上，常选用党参、黄芪、白术等以健脾补气，气足则能推动脏腑运行，气足可化血生精、津液，充养五脏六腑；临证中常常脾肾同补，配合菟丝子、覆盆子、淫羊藿等固肾调冲，肾旺脾健，精血充，气血盛，胎元得固。正如徐大椿所言："脾肾顽固则胎自安宁。"

此类人群饮食原则应以均衡、多样为原则，避免辛辣生冷和高热量的食物。建议多吃小米、胡萝卜、山药、大枣、莲子等，避免油炸食品等高热量高脂肪食物。日常要保证充足的睡眠，养成健康的作息习惯，不熬夜、不贪睡，多做运动。

4. 瘀血停滞，胞脉受阻　《灵枢·邪气脏腑病形》早记载有"有所堕坠，恶血留内"。《三国志·华佗传》"血脉流通，病不得生"。血与脉相互依存，密不可分，脉道以通为贵，脉道通则血气乃行，一旦脉道不通，则血行受阻成瘀，瘀阻胞脉、冲任，以致经脉不通，壅聚成症。清代王清任在《医林改错》首次提出滑胎从瘀血论治。其认为胞宫有先瘀血阻滞，胎儿再长便无容身之地，故血从旁流下而见胞漏，血不能入胞养胎，胎失濡养，故小产。明确提出瘀血阻滞胞宫，新血不能归经滋养胎儿，导致胎失所养而滑胎小产。瘀血体质多因情志不畅，气机瘀滞，血行受阻；或因屡孕屡堕，以致瘀血滞留胞宫；或因脾肾虚衰，气虚鼓动无力，血液运行不畅；又有寒邪侵袭，寒凝血脉所致。常表现为面色晦暗，皮肤粗糙，色素沉着，或有紫斑，口唇黯淡，舌质青紫或有瘀点，易患癥瘕、痛症及血证。随着现代病因学的发展，血栓前状态理论提示血瘀患者在未孕时一般已处于一种高凝状态，在受孕后这种高凝状态能加重盆腔的循环障碍而使到宫腔血灌不足导致胚胎死亡。因此，临证调治孕前妇女时常结合体质特点，灵活应用丹参、当归、川芎、赤芍、益母草等活血化瘀之品，根据患者实际病情变化及时调整用药，讲究"中病即止"。

此类型人群建议多摄入容易消化且具有活血补血功效的食物，如黑木耳、大枣、甲鱼等，并且避免多吃甜食。生活中要戒烟，戒辛辣刺激食物，以免伤及脾胃，还有就是每日保持愉悦的心情，尽量避免太大的情绪波动，注意排解焦虑不安。

每个人的体质均具有相对的稳定性，但也具有一定范围内的动态可变性、可调性和兼容性。不同体质的人，对不同的疾病具有易感性。将中医理论融入婚前检查，帮助新婚妇女判定体质，并指导其改善偏颇体质。不仅关系着孕妇自身，更重要的是关系着下一代有个好的健康起点。临床实践上，以上这四种体质往往不是独立存在的，通常两种或以上体质会并存在某一个人的体内，因此全面、准确地辨别体质非常关键，根据详细的问诊，结合月经、白带与经前后出现的各种症状及其他表现，准确辨别女性孕前中医体质，医生可以为求医者"量体裁衣"，制定出最最适合的治疗方案。

（三）孕前中医干预思路

1. 孕前保健，分类管理　孕前女性可大体分为健康、亚健康（体质偏颇）和患有特定疾病的三类人群，在对这三类人群进行孕前保健时应分类管理，健康女性应以健康教育为主，指导其趋利避害，规避危险因素，如吸烟、饮酒、噪声、药物，辅以增强体质的调理措施如食疗及其他中医保健方法；亚健康人群则通过中医体质辨识，确定体质偏颇对体质进行调理，使身体恢复到平和状态，气充血旺再考虑怀孕；患有特定疾病的女性则应确认身体状况是否能承受妊娠，并对疾病进行积极干预，待疾病治愈或病情控制后谨慎备孕，如肥胖女性应在孕前减重，合理饮食，将 BMI 控制在正常范围等。同时随着时代发展，带来了两类生育问题的特殊人群，"不孕"和"高龄"也是尤其要注重孕前保健的人群，中医在对这些人群的调理上同样占有优势。

2. 多管齐下，综合干预助孕　中医在孕前保健方法方面涉及各个方面，包括饮食、经络、起居、药物、宜忌、教育等多方面。其中孕前保健行之有效的"治未病"方法，一是中医体检、体质辨识。通过中医"四诊"结合体质辨识判断女性孕前健康状况、气血盛衰及体质偏颇，辨证施治、辨证施养、提供个性化膳食指导等，提高女性孕前身体素质；二是穴位按摩。通过一定时间的穴位按摩刺激，如对足三里、肾俞、血海、太冲等穴位进行干预，可改善孕前偏颇体质，提高受孕率，减少孕期并发症等；三是助孕方药。针对不孕（或不易受孕）女性、高龄备孕女性、既往有不良孕产史，如习惯性流产的特殊备孕人群，在孕前施以针对性的方药调理，如有研究发现孕前给予滋肾育胎丸可有效改善高龄备孕妇女性激素水平，提高妇女妊娠率和降低流产的发生。除此之外，尚有大量传统中医适宜技术可用于孕前保健，如针灸、艾灸、刮痧、穴位埋线、耳穴等，这些方法既能帮助女性科学备孕，也能达到提高人口素质"治未病"的目的。

3. 顺应自热，修心养性 对于迫切想受孕的患者，需安抚其焦虑情绪，助其树立信心，鼓励多参与社会公益活动，并告知其"爱人者人恒爱之"，助其消除焦虑忧郁情绪。中国传统养生主要从神养、行养、食养等方面着手。神养是养生诸法之首，包括德之养、情之养和趣之养。我们常常鼓励患者参加社会公益活动，去帮助他人，去奉献社会，一则转移患者急孕之注意力，二者养德修身。情趣爱好也有养生之功，人在寄情山水、书画等爱好时，可以修心养性、情志舒畅。对于全职在家备孕放弃工作的准妈妈，鼓励其回归正常工作生活，融入社会，参加兴趣活动，并结交朋友，也许会收获备孕成功外的人生喜悦。

4. 夫妻同调，获益更大 目前，更多就诊的夫妻注重女性的身体健康情况，往往忽视了男性体质，夫妻的体质对受精卵的质量非常重要，如《妇人大全良方·受形篇》有"嬴女宜及时而嫁，弱男宜待壮而婚"。夫妻在备孕期间共同调理尤为重要，明代绮石先生提出"因先天者，指受气之初，父母或年已衰老，或乘劳入房，或病后入房，或色欲过度，此皆精血不旺，致令所生之子夭弱。"在此，说明了后代"夭弱"皆源于父母'精血不旺'，父母双方在精血不足情况下生育的后代的体质不佳，在父母体质精血旺盛之时受孕可达到优生优育这一目的。对有基础疾病的夫妻，在积极治疗原发病的同时，通过中医体质辨识运用中医药对体质干预，使机体阴阳平和，有益于优生优育。

（四）病案举隅

袁某，女，29岁，2020年11月10日前来就诊。

主诉 未避孕未孕近2年。患者月经1～5个月一行，经期5～7日，量偏少，少量血块，微痛经，经前乳胀，伴有腹痛腰酸；平素带下量色正常，无异味。2018年婚后开始未避孕，今未孕。配偶精液常规检查未见异常，遂来就诊。末次月经：2020年7月30日。辅助检查：B超：双侧卵巢多囊样改变，盆腔积液13 mm。现症见：腹痛、腰酸软乏力，乳房胀痛，手足欠温，体型肥胖，睡眠欠佳，多梦易醒，纳可，二便调，舌淡苔白厚腻，脉沉细涩。

西医诊断　多囊卵巢综合征、不孕症。

中医诊断　月经后期、不孕症。证属：肾虚痰湿，气滞血瘀。处方：盐巴戟天、覆盆子、丹参、杜仲、茯苓、半夏、胆南星、炒白术、香附、鹿角霜、山茱萸、桑椹、川牛膝、薏苡仁、山药、柴胡、延胡索。7剂水煎，早晚温服，嘱适时运动，保持心情舒畅。11月17日二诊：药后11月16日月经来潮，现月经第2日，仍小腹冷痛，腰酸缓解，经量不多，眠差。上方减丹参、茯苓。加酸枣仁、茯神、乌药、益母草，14剂。12月1日三诊：正值阴阳转换关键时期，患者多梦缓解，无明显腹冷痛，上方去茯神加菟丝子、路路通。7剂。12月8日四诊：自觉双乳胀痛，下腹稍胀，余无不适。原方去酸枣仁、杜仲，加青皮、郁金，14剂。按此法治疗3个月经周期。2021年3月23日：停经40日，偶有恶心。末次月经：2月10日。辅助检查：人绒毛膜促性腺激素阳性，B超示：早孕（单活胎），妊娠约7周＋，继续保胎至妊娠4个月，孕期平稳，于2021年11月13日顺产一健康男婴。

按　此例患者是典型的多囊卵巢综合征不孕，辨证为肾虚痰湿，兼气滞血瘀。治疗当以补肾健脾，理气化痰活血。其中肾虚痰湿为主要矛盾，兼夹他邪（脾虚、肝郁、血瘀），虚实致病，故理当补肾健脾、利湿化痰、补泻并举，故痰湿可除。方中以巴戟天、覆盆子、菟丝子、鹿角霜温肾助阳，使使元阳壮，胞宫暖，冲任调。山茱萸、山药、桑椹滋补肝肾，益精填髓。阴阳并补，取"阴阳平衡，互根转化"之意，两者互相承制，又相互转化，当形散气，阴化阳，阴阳平衡，两者互用以兴奋性腺轴，为胚胎着床和后期发育做准备，促使卵泡发育成熟。法半夏、胆南星、茯苓、薏苡仁、白术健脾利湿化痰，柴胡、香附、延胡索疏肝行气、调经止痛；益母草、丹参活血化瘀，顺势利导；川牛膝逐瘀通经、引药下行。根据病情变化，结合月经的不同阶段，随症用药，在滋肾气、温肾阳、填肾精的基础上，或理气通经为主，或化痰畅络，或健脾祛湿，最终经过数诊患者即告痊愈。此外，本病病情缠绵，极易影响生活质量及治疗信心，临床上更应该采用"医患配合"模式，以 8～12 周为本病常用治疗疗程，坚持治疗，严格复诊，必要时可随访。

（五）结语

中医宝库中有着丰富的孕前保健知识和理论，从古到今中医都非常重视孕前保健，中医综合、个性化干预对调整备孕妇女机体的阴阳平衡，改善卵巢功能，提高妊娠率是行之有效的方法，值得进一步探讨和推广。

12 临床不孕症用药规律解读

世界卫生组织指出，不孕症是 21 世纪仅次于心脑血管疾病和肿瘤的第三大顽疾，发病率为 8%～12%，已经成为公共卫生领域的研究重点。中医对不孕症的记载可追溯至《黄帝内经》，不孕症在中医学归属"无子""断续""绝子""滑胎"等范畴。不孕症的病因病机错综复杂，深入研究名中医的临床经验、学术思想是继承发扬中医药独特理论体系和临证诊疗技能、培养新一代名中医、提高中医临床工作者业务水平、临床疗效的重要环节，同时也是推动中医药学术进步和理论守正、创新、发展的迫切需要。基于此，有必要将诊治不孕症的学术思想、内涵进行阐释，并将临证案例进行举隅，为同道中医药治疗不孕症提供借鉴与参考。

（一）治疗不孕症辨证论治策略

不孕症病因病机复杂，举凡脏腑、经脉、气血功能紊乱，六淫、七情、瘀血、痰湿等因素皆可影响胞宫，致胞宫阴阳偏颇，寒温失调，最终导致胞宫不能摄精成孕。不孕的发生与肝、脾、肾三脏关系密切，其中，肾虚是该病的基本病机。《傅青主女科》曰："夫妇人受妊，本于肾气之旺也。"肾藏精，精化气，先天肾气不足，肾虚而不能摄精成孕；肾有阴阳，素体肾阳亏虚，命门火衰，排卵不畅亦难成孕；素体阴虚，冲任胞脉失于濡养，久病生热，孕卵的生成不利，受孕亦难。脾胃为后天之本，气血生化之源，明代薛己在《校注妇人良方》曰："脾胃虚损，不能营养冲任。"说明脾胃化生气血功能正常对女子正常受孕的重要性。《傅青主女科》曰："妇人有怀抱素恶不能生子者，人以为天心厌之也，谁知是肝气郁结乎……"肝主疏泄，调畅气机，若因情志不舒，肝郁气滞者，肝调节血量失常，就会形成月经不调，久不受孕。不孕症与肝、脾两脏密切相关，湿、痰、瘀则皆既为以上脏腑失衡的病理产物，亦为相应的病因，二者互为因果，证候多为虚实夹杂。治疗时应标本兼顾，扶正不忘祛邪。

（二）中医药辨病施治不孕症撷菁

治疗不孕症经验方中以中药汤剂、中药丸剂、膏方为主，联合施以针灸、沐足等外治法，可达到更好的临床疗效。如在月经期给患者进行盆腔理疗获效甚显；又如施以简单易行的保健操，如"发常梳，齿常叩，耳常摩，面常搓"，也有裨益。余常常跟年轻医生及学生提及"治未病"思想在临床上的价值，并要求他们务必常记于心并践行。

1. 气机失调、血常不足、肝肾阴虚证　针对气机失调、血常不足、肝肾阴虚患者，当以疏肝理气、滋补肝肾助孕为治法。常常施以柴胡、郁金、白芍、素馨花、蒺藜、香附等以疏肝理气；同时予桑椹、杜仲、黄精、枸杞子、何首乌、熟地黄、淫羊藿、墨旱莲、酒苁蓉等补肝肾，佐以当归、川芎、桃仁、红花等活血化瘀、疏通胞宫血络。诸药合用，可奏疏肝理气、补益肝肾、促卵助孕之功。若仍有行经腹痛，月经血块，中药加予干益母草、鸡血藤行活血化瘀止痛之效。

2. 宫寒证　对宫寒证不孕或月经不调，下腹部疼痛不适或行经下腹疼痛不孕症患者施药时经辨证论治后，临床上使用温经汤、吴茱萸汤治疗常能奏效。用药上，可选用吴茱萸、艾叶温经散寒通脉；附子、肉桂补火助阳、散寒止痛；淫羊藿、仙茅补肾助阳。用药期间应避免食用生冷、寒凉的食物，注意腹部和下肢的保暖，避免受寒。

3. 膏方治疗不孕症有显著优势和特色　膏方调理不孕症疗效显著。女子以肾为天癸之源，脾胃为气血生化之源，阴血的充实需要后天脾胃的不断生化，脾肾两脏在不孕症发病中起重要作用。膏方治疗上强调先后二天脾肾两脏的作用，关注先后天从气阳着手，以阴得阳，必生化无穷。膏方全方位布阵投药，兼顾多方面因素，以补为主，药味多，药量重，先后2日全面调补，注重补源以善其本，故以滋肾养阴、健脾养血为治疗大法，既可以达到治疗目的，又弥补了单纯西药治疗的不足，具有疗效稳定，药效稳定持久，保持机体相对的动态平衡。所以在治疗不孕不育症中有显著的优势。

（1）肾虚肝郁证：古有"调经种子"之说，每求孕育，调经是先决条件。《女科要旨》曰："妇人无子，皆由经水不调，经水所以不调者，皆由内有七情之致、外有六淫之感，或气血偏盛，阴阳相乘所致，种子之法，即在于调经之中。"调经需肾气旺盛，任脉通、冲脉充盛，月事才能得以如期而潮。针对主症为月经先后无定期，经量少、经血夹瘀，经期下腹疼痛，伴腰膝酸软、烦躁易怒、经前乳房胀痛、口苦干，舌紫黯，脉弦，且素感畏寒，冬令四肢清冷不孕症患者，在诊治此类证型患者时以补肾疏肝为治则，补肾方＋柴胡汤＋柏子养心丸加减联用。木香芳香浓烈，善开壅导滞，升降诸气，为行气止痛之要药；香附具有行气、调经、止痛之功；柴胡疏肝解郁、理气调经，疏利肝胆。地黄、枸杞子、山茱萸，滋肾养阴，佐以阿胶、鹿角胶、龟甲胶诸味血肉有情之品，填补精血，促其精卵发育成熟，四物汤合柏子养心丸养血活血，宁心安神，以利气血流动，排卵顺畅，肉苁蓉、巴戟天、淫羊藿、续断、怀牛膝补肾助阳、暖宫育精，保持排卵后黄体功能之稳定；参、术补脾益气加之木香、枳壳理气助运之品，补而不滞，滋而不腻。诸药并用，使阴阳平衡而肾气强盛，气血条达而冲任流畅，方应其证，效如桴鼓。

（2）脾肾两虚证（阳虚宫寒）：40年的临床实践，吾深知临床用药灵活，守方而不拘泥于方，遣方用药时不拘泥，不刻板，方能得心应手。傅青主曰："夫寒水之地，不生草木；重阴之渊，不长真龙。胞胎寒冷，又何能受孕哉！"又如《圣济总录·妇人无子》曰："女子所以无子者，冲任不足，肾气虚寒故也。"针对月经量少、经期延长，色淡质稀，经期腹冷痛，伴畏寒、神疲乏力、腰膝酸软、纳呆，舌暗淡，苔薄白，脉沉弱不孕症患者，当为脾肾阳虚、命门火衰。舌脉亦呈现肾阳虚寒凝血瘀之象，脉证相合，属虚、寒之证。因肾主生殖，脾为后天之本，脾肾阳虚直接影响卵子生长发育，导致不孕。当以补肾温阳、益气健脾为治则，右归丸（去桂附）＋四君四物联用。菟丝子、肉桂、小茴香、覆盆子、巴戟天、山茱萸、熟地黄、紫河车、延胡索、鸡血藤、炮姜、杜仲、人参、山药、黄芪、白术、茯苓、当归、白芍、山楂、丹参、香附，黄明胶、鹿角胶、黄酒；蜂蜜收膏。诸药合用，行温补肾阳、暖宫驱寒、活血调经助孕之功效。

（3）肾虚血瘀证：《傅青主女科》有载"脾属湿土，脾虚则土不实，土不实则湿更甚……脾之虚寒责之肾也，不可不辨。"辨证论治依据：肾虚血瘀证以肾阳虚为本、寒凝血滞、湿热下注为标，临证时应注意标本兼治，扶正祛邪。虽以阳虚为本，但此证湿热瘀浊交炽、暗耗精血，故不宜纯用辛热之品温阳驱寒，而应以温经散寒为主，兼以补益精血。同时要兼顾"阴中求阳"，方可具有培补元阳之效。当以补肾养血、活血通淋为法治，施以补肾方＋活血方＋八正散。覆盆子、盐菟丝子、醋鳖甲、淫羊藿、盐巴戟天、枸杞子、山茱萸、盐杜仲、当归、五味子、山药、北柴胡、党参、茯苓、威灵仙、鸡血藤、肉桂、木香、黄芩等温通阳气、消瘀通淋、去除宫寒，恢复子宫正常生育功能。

（4）肾虚痰湿证（肥胖）：《黄帝内经》曰"谨察阴阳之所在，以平为期"，即用药物之偏性来纠正身体之偏，平衡阴阳。肥胖是痰、湿、浊、瘀、热所致，治以健脾利湿化痰、清湿热、祛瘀。针对肾虚痰湿证不孕症当以补肾化痰祛湿为治法，辨证后施以苍附导痰汤＋五补汤《圣济总录》。党参、女贞子、黄芪、白芍、熟地黄、大枣、当归、川芎、白术、黄精、菟丝子、锁阳、淫羊藿、山茱萸、蛇床子、杜仲、枸杞子、墨旱莲、巴戟天等健脾益肾、调理冲任；续断、丹参、郁金、石菖蒲、泽兰、紫石英、炒藕节、桑白皮、香附、山楂、决明子、赤芍、鸡血藤合用行理气活血、清利湿热之效；葛根、黄芩、黄连、黄柏、羌活、防风等行疏风祛湿、清热解毒之功。

（三）情志疗法助力不孕症

中医学有着极为丰富的医学心理学思想，情志在疾病产生、发展、治疗和结果中具有重要作用。余认为医者治病，不仅应重视疾病之本身，还应重视人的整体，身心两治，疗效方能显著。随着的社会的进步，疾病谱也在发生很大的变化。以前的生物医学模式很难解决现在的身心疾病，人的心理活动产生来源于先天和后天，具有自然属性和社会属性，许多疾病需要在"生物-心理-社会"这样的医学模式指导下全面的医疗。在诊疗过程中，医者要善于运用心理学知识和社会学知识，因人而异，辨证施治，特别是在身心疾病如抑郁症、不孕症、更年期综合征等疾病时注重言语的安慰治疗。让患者在药物调节身体体质的同时，心理上也得到医治。"凡未病者，必问尝贵后贱，尝富后贫，始乐后苦……必问贵贱，封君败伤，及欲侯王。"遵循"通因通用"，因地制宜施以个性化的情志干预，每能效如桴鼓。

（四）不孕症用药规律研究思路

本人希望未来通过系统、深入的研究将鄙人治疗不孕症的临床用药规律，按照规范流程进行，初步想法是首先导出门诊病历，把资料数据录入临床信息采集系统，认真核对整理后建立数据库；然后利用分析软件对临床要素和疾病的证、治、方、药进行数据挖掘和分析；最后通过反复访谈结合计算机得出的结果和既往的文献资料得出最终的结论。余认为通过规范的数据挖掘和研究，能科学地阐述不孕症临床用药规律及疗效，这将为中医现代化和传承提供新思路。

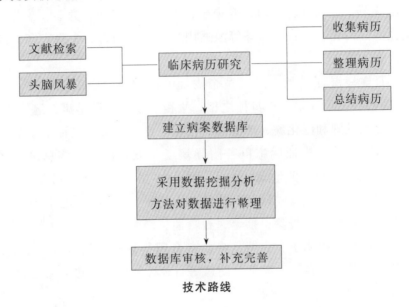

技术路线

（五）典型医案

张某，女，38 岁，工人。初诊：2020 年 9 月 13 日。

主诉 婚后备孕 10 年未育。结婚 10 年未育，平素口苦口干，喜叹息、喜温饮，畏寒、四肢冷，睡眠可，多梦，盗汗，胃纳可，小便黄，大便干结，每日 1 次。LMP：2020.9.1，7 天干净，周期规律，量多，色偏暗，血块多，痛经，经前乳房胀痛，经行腰酸乏力，G2P0A2。男方体健。2016 年自然流产史，2018 年 7 月因胚胎停育行药流术。辅助检查：右侧乳房结节。

中医诊断 不孕（肾虚肝郁）。西医诊断：继发性不孕。患者婚后多年未育，平素受孕压力大，情志不舒，肝郁气滞，故经前乳房胀痛、痛经、喜叹息，气郁化火，上则胆汁逆流感口苦口干，多梦、盗汗，下则小便黄，大便干结。且患者先天禀赋不足，加之两次流产，损伤肾气，肾虚则肢冷、畏寒、喜温饮。四诊合参，本病属肾虚肝郁，治以益肾通络、疏肝调冲为主。拟毓麟珠合四逆散加减治之。遣方如下：柴胡、当归、郁金、酸枣仁、枳壳、菟丝子、延胡索、白芍、鳖甲、炙甘草、党参、白术、茯苓、山药、枸杞子、山茱萸、熟地黄、桑椹、砂仁、黄精。7剂，水煎服，日1剂。

二诊 2020年9月20日。症如前述，服药后诸症改善。现觉纳呆，餐后胃脘饱胀，恶心、乏力，睡眠可，大便每日2次。2020年9月14日行子宫-输卵管造影术提示：双侧输卵管通畅。上方去郁金，加鸡内金健胃消食，7剂。

三诊 2020年9月29日。症如前述，服药后精神状态良好，时有左下肋阵发性疼痛，约1分钟可自行缓解。晨起时自觉汗多，伴左前臂麻木感，双小腿抽筋，活动后减轻，食欲可，睡眠一般，多梦，偶尔易醒，大便每日2次，成型，小便稍黄，LMP：2020.9.1。因值经前期，上方去枳壳、鳖甲，加莲子益肾健脾、养心安神，7剂。本案患者守上方加减，经历8个月中药的孕前、孕中调治后，于2021年10月16日顺利产下6.2斤男婴。

按 《景岳全书·妇人规》曰："产育由于血气，血气由于情怀，情怀不畅则冲任不充，冲任不充则胎孕不受。"《妇人良方大全》曰："有喜怒不节，气宇不舒，伤于心肝，触动血脉，乃至胞门不固。"均说明了肝郁导致不孕。女子常有余于气，不足于血，若其素性忧郁，或七情内伤，情志不畅，或因久未受孕，继发肝气郁久化热，耗灼肝阴，肝肾同源，日久累及肾阴，肝肾阴虚，胞脉胞络失于润养，精卵及黄体化源不足，则影响精卵及黄体生长发育。所以在治疗不孕症时应注意心理的调护，保持心情舒畅，避免精神过度紧张、焦虑。

不孕症常见肾虚与肝郁并存，肾虚为本病发病的核心，肝郁为标，治疗时主张以气血为本、肝肾为总纲，运用益肾通络、疏肝调冲的方法。方用毓麟珠合四逆散加减治之，毓麟珠药方出自《景岳全书》五十一卷，用于补肾益气，填精益髓，为治疗不孕症之专方。早期以柴胡、郁金、延胡索疏肝行气，配合鳖甲、桑椹、黄精、山茱萸等补肝肾、滋阴潜阳。脾胃为后天之本，是人体正气的根本，疾病后期应当顾护脾胃，保养正气，以助受孕。

（六）结语

在过去的50年中，世界各国人口结构和模式发生了变化，不孕症的发病情况也在不断地变化。不孕症已经成为全球性医学和社会问题。随着生活节奏加快、工作压力增加、环境污染、饮食结构改变以及人们生育观念转变等，生育能力下降日渐突显。不孕症给育龄妇女身心健康、家庭和睦带来极大困扰，严重影响了患者的生活质量。现代医学尚无有效干预措施，中医药干预不孕症有其独特优势，余从中医药角度对不孕症的病因、病机、治法、方药进行了长期的临床实践和探索，充分发挥祖国医学的优势，帮助患者平衡阴阳，改善体质，减轻焦虑等负性情绪，助力备孕。因此，后续研究需在标准化、结构化的数据采集平台的支持下，以本人临床治疗不孕症患者为样本，对余的学术思想和方药规律进行充分数据挖掘和临床有效性确证进行梳理，提高传承效率，拓展传承深度和广度，造福更多的不孕症患者。

13 为何不能长期服用一张中药方

去年的一天下午在医院专家门诊出诊时，一位年近八旬的老人来诊，坐下即言"医生你上次开的那3付药好灵验，饮1剂就不痛了，2剂肿就完全消了，可以下地，但后面7剂就不舒服了，饮后胸口堵……"我脑海里立马回放起前段时间在家人小心翼翼的挽扶下、缓缓地走进了我诊室的这位老人，当时老人因其骨节痛甚、下肢肿胀等症，我予蠲痹汤合泽泻汤加减曾开过3剂处方，但对她复诊开了7剂中药却没一点印象，因而询问："老人家是什么时候又再过来看过呢？"老人答："我见效果好、照单在家里附近药店自己又抓了7剂。"我一时语塞，沉默片刻后对老人说"中医是讲究'中病即止'的，我只开3剂是因为服完后需要根据你的情况换处方的呀。你这么大年龄假如能开10剂我怎么会只开3剂让你老人家从那么大老远再跑过来？"……诸如退高热、调月经等等此类"因为效佳而照单再重新买药"的患者出现种种不适，笔者在从医近40年的时间里时有遇见，为什么医生不主张患者长期服用同一张处方呢？在此浅述如下：

（一）用药如用兵，用医如用将

中药处方的制订是一个严谨而细致的过程，除了要充分考虑患者当前的病情之外，还要考虑服药季节、气候状况等因素，一如"用药如用兵，用医如用将"，中医组方犹如打仗布阵，好的医生会视不同的病情，设置不同的阵局，如视补益方如圆阵之守、祛邪方如锥形阵之善攻、和解方则攻守兼备……以古方为规矩，随今证而化裁，甚至法外求法，来达到临床良效。

习近平总书记在 2020 年 2 月 23 日统筹推进新冠病毒感染疫情防控和经济社会发展工作部署会议上的重要讲话中，曾用"用药如用兵，用医如用将"这一名谚，显示医务人员作为战胜疫情中坚力量的重要性。将中医诊病用药喻作排兵布阵、选将任帅由来已久，清代名医徐大椿《医学源流论·用药如用兵论》中曰："是故兵之设也以除暴，不得已而后兴；药之设也以攻疾，亦不得已而后用，其道同也……孙武子十三篇，治病之法尽之矣。"南齐褚澄的《褚氏遗书·除疾》篇中也载有"用药如用兵，用医如用将，善用兵者，徒有车之功；善用药者，姜有桂之效，知其才智，以军付之，用将之道也。知其方，伎以生付之用，医之道也。世无难治之疾，有不善治之医，药无难代之品，有不善代之人，民中绝命，断可识矣。"意即医治疾病如用将行兵，良医似良将，善于领兵的大将，虽徒步亦能有驾车之功效；善于用药的良医，用姜片亦可起到肉桂的作用。人间疾病皆有可医治之法，关键是找到良医、用对良方。

好的医生治病须通晓药性，用之得当，则疾病立消，有如兵家用兵，用之得当，则旗开得胜；若医家不谙药性，用药不当，则不仅病邪不去，反伤正气，甚者贻误性命，有如兵家用兵不当，非但不能取胜，反而损兵折将，一败涂地。即所谓历代兵家常胜者，必善用兵，历代医家有名者，必善用药。

我们在临床上遣方用药，就如同将军布阵点兵，都是要讲究方法和策略的，一张有效的方子，不仅在于药物组成，也在于用药的剂量与比例，古云"中医不传之秘在于量"，有时方中药物组成一样，但剂量不同，疗效也会不同，一如《礼记·经解》："《易》曰：'君子慎始，差若毫厘，谬以千里。'"因而我们临床上用药需慎之又慎，锱铢必较，确定哪味药用多少，就如同打仗时部署打头阵、打掩护等时分别需要用多少兵力一样，都必须仔细斟酌，这也是彰显医者仁术之时。

（二）药同量异，治效霄壤之别

以厚朴、大黄、枳实这 3 味药的组方为例，《张氏医通》曰："此即小承气，以大黄多，遂名厚朴大黄汤；若厚朴多，则名厚朴三物汤。"

我们知道，厚朴三物汤、小承气汤、厚朴大黄汤三方均由厚朴、大黄、枳实组成，只因三方中 3 药的用量、君臣佐使地位变化，而致证治各异。具体来说，小承气汤为大黄四两（12 g）、枳实 3 枚大（9 g）、厚朴二两（6 g），该方是以大黄为君，功能泄热荡积为主，主治阳明腑实，下利谵语，潮热燥屎者；厚朴三物汤为大黄四两（12 g）、枳实五枚（10 g）、厚朴八两（24 g），以厚朴为主，功能行气消胀，主治腹满痛、大便闭结者；厚朴大黄汤为大黄六两（18 g）、枳实四枚（8 g）、厚朴一尺（30 g），处方以厚朴为君，理气为主，佐以荡邪，功在开胸泄饮，主治支饮胸满，心下时痛，兼腹满便秘者。

综上，此三方药物组成完全相同，仅在份量之差异，三方之中，以厚朴大黄汤中的大黄用量最大，其余两方则相同；枳实三方差异不大；厚朴以厚朴大黄汤用量最大，为小承气汤的 5 倍，厚朴三物汤次之，为小承气汤的 4 倍。故以痞、满、实论治，厚朴大黄汤最重，而小承气汤最轻。由此可见，君、臣、佐、使药物在方阵中的组装、配合、协调的整体功效远大于药物关系的简单相加，这些全赖我们医者四诊合参、辨证论治，加减用药时熟谙药性、权衡剂量，即"运用之妙，存乎一心"。

（三）临证触机而变方为大智慧

清代名医徐灵胎曰："欲治病者，必先识病之名；能识病名，而后求其病之所由生；知其所由生，又当辨其生之因各不同而症状所由异；然后考其治之之法。一病必有主方，一方必有主药，或病名同而病因异，或病因同而病症异，则又各有主方，各有主药，千变万化之中，实有一定不移之法，即或有加减出入而纪律井然。"大凡每一个病都有主方，一病有几种证候又各有主方，这里所说的通治方是一方能治多种病的，这就在了解通治方之后，还应进一步钻研各病的主方和各种证候的主方，才能更细致地随症化裁。临床上治疗每一种病必须辨证求因，才能确定治疗方针。同时，一病有一病的主治法，也必然有主方和主药，这是治病的基本法则。在这基础上，再根据具体病情加减出入，灵活运用，才能收到良好效果。当病情与此前开具的方药不符时，就需要及时复诊，调整或更换处方。

（四）结语

总而言之，一张处方不宜长期服用，要根据医生依不同情况，因时、因地、因人辨证施药所开具的处方去系统调治，而不是轻信所谓"秘方""偏方""验方"，要按时复诊、调整药方，争取获得最好的疗效。

（本文转载自"蒋丽霞医师"公众号 2020 年 5 月 7 日）

下篇　医案篇

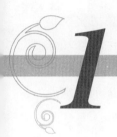

月经病

月经先期（肾虚血热，冲任不固）

陈某，女，44岁，职员。

初诊 2021年6月28日。

主诉 月经周期提前、经行量多半年。

患者平素月经规则，近半年来出现月经周期提前，20～25日一行，月经过多，量多如注，经量增加一倍，持续7～9日，故求治。刻下症：经期第3日，量多如注，色暗红，无血块，伴下腹胀，腰酸痛，眩晕，手足心热，心烦不安，眠差。纳可，大便稍干，小便调。舌红，苔白，脉沉细。月经初潮14岁，经期7～9日，周期20～25日，LMP：2021年6月25日。G1P1A0。

中医诊断 月经先期（肾虚血热，冲任不固）。

西医诊断 排卵型功能失调性子宫出血。

四诊合参，本病属中医"月经过多""月经先期"范畴，证属"肾虚血热，冲任不固"。缘患者年届六七之年，肾气渐衰，封藏失司，冲任不固，失于统摄，故月经先期而至，经量多。失血日久，耗气伤阴，气阴不足，阴虚生内热，故手足心热，心烦不安，热扰冲任，又加重出血。热扰下焦，故下腹胀，津液不足，故大便偏干。病情日久，又加重肾气亏损，故腰酸痛；结合舌脉辨为肾虚血热，冲任不固。治以补肾益气养阴，凉血清热固冲。予清经汤加减，遣方如下：

北柴胡15 g	续断15 g	白芍5 g	炙甘草5 g
太子参25 g	麸炒白术15 g	茯苓10 g	地骨皮15 g
牡丹皮15 g	枸杞子15 g	山茱萸10 g	熟地黄15 g
黄柏15 g	盐桑椹15 g	生地黄10 g	五指毛桃20 g

4剂，水煎服，日1剂。嘱稍放凉服用。

二诊 2021年7月3日。

首诊服药后该次月经量较前减少，手足心热、心烦等虚热之象减轻，仍腰酸、下腹空虚感，伴头晕。考虑气血不足，肾精亏损，故经后以益气养血，补肾填精为主，注意不宜进补太过，避免虚不受补。故前方酌减生地黄、地骨皮，改予女贞子、菟丝子各15g，五指毛桃加至30g。7剂，水煎服，日1剂。

三诊 2021年7月12日。

服药后腰酸、下腹胀感减轻，手足心热、心烦再发，患者经前复现虚热之象，考虑冲任仍热，故继续予清经汤加减，凉血固冲。

循上法治疗2个月后，患者诸症已消大半，月经周期逐渐恢复，经量明显减少，转予膏方调服，以稳固疗效。遣方以滋肾益气为法，用药如下：党参、白术、茯苓、熟地黄、赤芍、当归、川芎、大枣、扁豆、山药、莲子肉、枸杞子、女贞子、墨旱莲、桑椹、黑豆、核桃仁、酸枣仁、炙远志、鸡血藤、陈皮、广木香、谷麦芽、牛膝、山药、龟甲、鳖甲、麦冬、菟丝子、沙参、川石斛等。

体会 本案为肾虚血热、冲任不固致月经先期、月经过多。缘患者年届六七之年，肾气渐衰，封藏失司，冲任不固，失于统摄，故月经先期而至，经量多。如李东垣曰："妇人血崩，是肾水阴虚，不能镇守包络相火，故血走而崩也。"又冲为血海，任主胞胎，肾气亏虚，封藏失司，加之虚热内扰、冲任不固，则经期无度，经水无以制约而见月经前期。治以补肾益气，养阴止血，凉血固冲。首诊阴虚热盛，故予清经汤加减，黄柏、牡丹皮、地骨皮、生地黄清热凉血；熟地黄、白芍滋阴养血，使热清而不伤阴血；茯苓宁心；续断、桑椹、枸杞子、山茱萸滋养肝肾；白术、太子参、五指毛桃补气养阴；全方合用，使肾水得养，相火归元。二、三诊后呈上述之效，故予滋肾益气、调补冲任为法，予膏方调服，以求本。

本病病机复杂，正如《医宗金鉴·妇科心法要诀》所曰："经水过多，清稀浅红，乃气虚不能摄血也；若稠黏深红，则为热盛有余；或经之前后兼赤白带，而时下臭秽，乃湿热腐化也；若形清腥秽，乃湿瘀寒虚所化也。"本病必遵《黄帝内经》"谨守病机"及"谨察阴阳所在而调之以平和"的宗旨方能药达人意，药到病除。

月经过多（肝郁脾虚）

叶某，女，50岁，职员。

初诊 2023年1月9日。

主诉 月经过多2个月。

患者近2个月来月经明显增多，伴经期延长、淋漓不尽，经期持续约半月有余，本次月经第7日，量仍较多，平均每2小时即需要更换卫生巾，为求中医治疗而来诊。刻下，月经量多，可见暗红色血块，伴有疲乏、纳差，间中有咳嗽、咳痰，痰少可自行咳出，烦躁易怒，潮热，无盗汗，夜间睡眠差，以难入睡为主，二便正常。舌淡红，苔腻，脉细弦。初潮15岁，既往月经规律，28日一行，1周净，LMP：2023年1月2日，无痛经。已婚，G1P1A0，白带无异常。

中医诊断 月经过多（肝郁脾虚）。

西医诊断 功能失调性子宫出血。

本案例患者肝失疏泄故而平素烦躁易怒，肝气乘脾、脾气亏虚，故纳差、疲乏，气虚不能摄血，故而月经量多、淋漓不尽，脾虚则痰湿内生，痰浊阻碍肺气宣降，故咳嗽咳痰；津液随血而流失，阴分相对不足，故潮热，心神失养，故失眠，月经有暗红色血块为兼有血瘀之象，舌淡红、脉细弦为肝郁脾虚之象。故以疏肝解郁、健脾止血之法：

北柴胡 15 g	黄芩片 10 g	法半夏 10 g	当归 5 g
桂枝 10 g	炒枳壳 10 g	诃子 10 g	延胡索 15 g
紫苏子 10 g	陈皮 5 g	地骨皮 10 g	五味子 10 g
炙甘草 5 g	莱菔子 15 g	炒白术 15 g	茯神 15 g
山药 30 g	薏苡仁 30 g	芥子 10 g	防风 10 g
黄芪 15 g	浮小麦 45 g	牡蛎 30 g	姜厚朴 10 g
酸枣仁 15 g	砂仁 15 g	仙鹤草 15 g	白及 10 g

7剂，水煎服，日1剂。

二诊 2023年01月16日。

患者服前方后，月经量明显减少，潮热及睡眠改善，但咳嗽咳痰明显、伴有畏寒、易汗出，前方去地骨皮、茯神、仙鹤草，加炮姜10 g、麻黄5 g、细辛5 g、浮小麦加量至60 g，桂枝减量至5 g以温经止血、温中散寒、收敛止汗。服用12剂后诸症皆除。

随访得知2023年1月30日月事如期而至，量中等，经行畅，6日干净。

体会 月经过多，早在《金匮要略》温经汤方中即有："月水来过多……"的记载；指的是月经周期正常，经量明显超过本人平时原有经量，或行经时间延长。两种情况都是下血总量增多，称"月经过多"，亦称"经水过多"。它的特点，是月经总量明显增多，在一定时间内能自然停止。本病相当于西医学排卵型功能失调性子宫出血病引起的月经过多，或子宫肌瘤、盆腔炎症、子宫内膜异位症等疾病引起的月经过多。

本病主要是脾失健运，精微无以化生，中气不足，血失统摄，经行之际，气随血泄，其虚益甚，不能摄血固冲，以致出血量多。以虚证为主、虚实夹杂；夹瘀者，宿瘀停留，积于冲任，瘀血不去，新血不得归经；夹湿者，致痰湿内聚，壅滞血海，血不循经；血热者，热壅于血，血分伏热，扰动血海，迫血妄行；各种病因夹杂以致月经过多。究其根本，仍以气虚统摄无权，或血热流行散溢，使冲任不固，血随经泄所致；病程日久，气随血耗，阴随血伤，因此出现虚实兼夹之象。《傅青主女科》曰："血归于经，虽旺而经亦不多；血不归经，虽衰而经亦不少。"故而本病的治疗原则，经期以益气摄血止血为主，目的在于减少血量，防止失血伤阴。

本案例以肝郁脾虚为主，兼有痰湿之邪，因此以疏肝解郁、健脾止血为则，选用小柴胡汤加减组成，方中柴胡、半夏、延胡索能疏泄气机之郁滞；黄芩清热燥湿；山药、黄芪、白术以健脾益气摄血；诃子、仙鹤草、白及收敛止血；三子养亲汤温肺化痰浊；酸枣仁、牡蛎安神定志。综之，全方具有疏肝解郁、健脾止血之效，法中病机，药达病所，使肝气舒畅，冲任固，经血止，诸症自消，故能获效。但在辨证施治的同时，更要重视精神疗法，使患者戒躁怒，去忧抑，性情开朗，力求能做到"移情，易性"以消除气滞血瘀的病因。

经期延长（肝郁气滞、脾肾亏虚）

孙某，女，46岁，职员。

初诊 2022年10月24日。

主诉 近3个月经期延长，月经淋漓不尽10余天。

患者3个月前出现月经淋漓不尽，曾在外院服用"地屈孕酮"，停药后上述症状如前故来诊。现行经第8日，仍量多，伴有血块，经前有乳房胀痛，无痛经，口干，少许腹胀、腰酸，精神疲倦，烦躁易怒，汗多，间中有头晕，纳眠差，大便1～2次/日，成形，小便正常。初潮13岁，既往月经规律，28 日一行，一周净，LMP：2022 年 10 月 16 日，G1P1A0，白带无异常。面色晦暗，舌暗苔白腻，脉弦细弱。

中医诊断 经期延长（肝郁气滞、脾肾亏虚）。

西医诊断 功能失调性子宫出血。

本案例患者肝气失于疏泄，故而烦躁易怒，肝气横逆伐脾，脾胃亏虚，脾胃运化失司，五谷无以化生，故而腹胀、纳差，后天之精无以补充先天之精，肾精亏虚，故而出现腰酸；气滞清阳不升，故头晕、精神疲倦；气滞则血行郁滞，故面色晦暗、舌暗，苔白腻，脉弦细弱均为肝郁气滞、脾肾亏虚之征。故治以疏肝解郁、健脾益肾之法：

北柴胡 15 g	黄芩片 10 g	法半夏 10 g	当归 5 g
郁金 10 g	炒枳壳 15 g	醋香附 10 g	延胡索 15 g
白芍 10 g	陈皮 5 g	贝母 5 g	炙甘草 5 g
党参片 15 g	鸡内金 15 g	炒白术 15 g	茯苓 15 g
山药 30 g	薏苡仁 30 g	枸杞子 15 g	山茱萸 15 g
熟地黄 15 g	浮小麦 50 g	煅牡蛎 30 g	姜厚朴 10 g
盐桑椹 15 g	砂仁 15 g	石菖蒲 10 g	桂枝 5 g

7 剂，水煎服，日 1 剂。

二诊 2022 年 10 月 31 日。

患者服前方后，月经量较前明显减少，但仍有少许咖啡色分泌物，腹胀、胃口、睡眠好转，偶有下腹坠胀感，心情烦闷、潮热，前方去当归、白芍、贝母、煅牡蛎、姜厚朴、石菖蒲、桂枝，加用川芎、泽兰活血通瘀，莪术破瘀散结，鳖甲软坚散结，威灵仙破瘀通经，莱菔子理气，白及收敛止血，共 7 剂。守法治疗 2 个月后随访月经 7 日净，经前无乳房胀痛等不适。

体会 月经周期正常，经期超过了 7 日以上，甚或 2 周方净者，称为"经期延长"，又称"经事延长"。本病相当于西医学排卵型功能失调性子宫出血病的黄体萎缩不全者、盆腔炎症、子宫内膜炎等引起的经期延长。宫内节育器和输卵管结扎后引起的经期延长也按本病治疗。

我们认为，本病的发病机理有虚有实，实者多因瘀血阻滞，占踞血海，新血不得归经；虚者多由阴虚内热，阴虚则血少，热则迫血妄行，使血海蓄溢失常。以致经期延长。本病的治疗原则在缩短经期，使达正常范围，故以止血为要。瘀血阻滞，以通为止，重在活血化瘀；阴虚血热，重在养阴清热，不宜概用固涩药。但是对于本病的治疗要注意经量的多少，要遵照急则治其标，缓则治其本的原则，对于经血过多者，应急予收摄固涩之剂，以防崩漏之变。临床应根据不同情况，一方面调整月经周期，一方面治疗经期延长。

本例患者为气机郁滞，气滞血瘀，脾肾亏虚，虚实夹杂；故治疗上以疏肝解郁、健脾益肾为则，选用柴胡疏肝散合四君子汤、六味地黄丸加减。方中四君子汤健脾益气，柴胡疏肝散以疏肝解郁以制肝之胜，六味地黄丸以滋补肾精以固先天之本。待气机调达，脾肾得固，复诊在前方基础上，加用破瘀散结以达通因通用之意，加用白及以收敛止血以防破血过甚，同时经验性使用威灵仙以破瘀通经。除了药物的调整外，嘱患者经期注意休息，避免劳累，平时应节制房事；不食生冷瓜果，注意保暖，避免洗冷水、穿短裙等。

月经后期（气血亏虚证）

杨某，女，26岁，职工。

初诊 2022年4月11日。

主诉 月经后期而至5个月。

患者自述5个月前人流术后出现经行错后，40～45日一潮，量少色淡，3～4日净，经期眩晕，倦怠无力，伴小腹隐痛，劳累后偶有心慌，胃纳欠佳，睡眠差，二便尚可。面色萎黄，舌色淡，苔薄白，脉细弱。LMP：2022年4月5日，查尿妊娠试验阴性。

中医诊断 月经后期（气血亏虚证）。

西医诊断 月经稀发。

缘患者人流术后，气血流失亏虚，后又失于调治，饮食减少，气血化生不足，营血化生减少，血海不能按时充盈，导致经行错后。面色萎黄、眩晕心悸、倦怠无力、小腹隐痛等均为气血不足之象，参考舌脉，辨证为气血亏虚证，治疗以健脾益气，养血调经为法，拟八珍汤加减：

党参 20 g	白术 10 g	茯苓 15 g	当归 12 g
川芎 10 g	白芍 10 g	熟地黄 15 g	炙甘草 15 g
牛膝 10 g	香附 10 g	山药 15 g	枸杞子 15 g
鸡内金 10 g	砂仁 15 g 等		

7剂，水煎服，日1剂。

上方随症进退，调治 1 个月，阴血渐充，气机调畅，5 月 12 日月经来潮，经量明显增多，经色较前加深，5 日净，无疲乏倦怠、眩晕心悸等症状，纳眠好转。经期酌情以益母草、延胡索等调气和血之品。连续治疗 3 个月后，经期、经量、经色正常，全身症状基本痊愈。

体会 月经后期是一种常见妇科疾病，属于月经病的范畴，最先出现在东汉末年张仲景所著《金匮要略·妇人杂病脉证并治》一书中，曰："至期不来。"中医认为，月经后期病因病机非常复杂，寒热难辨，虚实交加，临床发病多由脾运失健、气血之源不足，或劳动强度过大、饮食无度、素体虚弱、长期慢性失血而导致精血不充，冲任亏损，血海空虚，无法如期满盈而致使月经周期延迟；实证则由寒凝气滞、湿浊痰阻等导致气血瘀阻胞脉，进而导致经血无法按时而下。妇女以血为本、为用，血是妇女生理活动的物质基础，气血是保持人体生命活动的物质和动力，而气血亏虚证是月经后期临床常见的证型。《女性经纶·调经以开郁行气为主论》记载："妇人以血用事，气行则无病"，女性气血旺盛而流通、脏腑功能正常，调和冲任，血海满盈，则可保证胞宫的正常生理功能。

因此，针对气血亏虚型月经后期患者，临床应以健脾益气，养血调经为主要治疗原则。本案患者拟方八珍汤加减，方中党参补中益气，健脾和胃；白术健脾燥湿，加强益气助运之力；茯苓具有健脾渗湿，宁心之功效；茯苓、白术相配，共奏健脾祛湿之功；熟地黄补肾滋阴，填精益髓，为补血良药；山药健脾养胃，益先天、补后天；当归补血活血，调经止痛；白芍平抑肝阳，养血益阴；枸杞子滋补肝肾；川芎理气活血，活血止痛；香附疏肝解郁，调经止痛；鸡内金、砂仁健脾开胃；甘草补益脾胃元气，调和诸药。全方补通相宜，共奏健脾益气，养血调经之功，使患者的月经周期和月经量尽早恢复正常。

月经后期（肝郁肾虚、冲任失调）

冯某，女，40 岁，财务人员。

初诊 2021 年 11 月 14 日。

主诉 月经延后 5 个月。

患者自 2021 年 6 月底行子宫肌瘤巧克力囊肿切除术后一直服西药，近 2 个月停服西药后月经一直未至。平素烦躁易怒，有潮热、腰酸，口干不苦，白天倦怠乏力，偶有头胀痛，喜温饮，纳可，眠差易醒，大便正常，夜尿1～2次。LMP：2021年6月18日，量适中，色暗，无血块无痛经。G0P0。舌淡苔白，脉弦。

辅助检查：①乳腺彩超：双侧乳腺呈d型，右侧结节灶伴钙化，考虑BI-RADS 4b类。左侧乳腺增生并囊变，考虑BI-RADS 3类。②尿妊娠试验阴性。

中医诊断　月经后期（肝郁肾虚、冲任失调）。

西医诊断　①继发性月经不调　②乳腺增生。

患者平素情志不遂，肝气郁结，肝失调达，气血失调，冲任阻滞，血海不能按时满溢，又因宫腔手术易致宫颈或宫腔粘连，经血瘀留，故而致月经后期；潮热、腰酸为肾精亏损见症。结合舌脉，四诊合参，治疗宜疏肝补肾，调补冲任治之，遣方如下：

北柴胡15 g	黄芩10 g	法半夏10 g	当归10 g
郁金10 g	麸炒枳壳10 g	醋延胡索20 g	白芍10 g
陈皮5 g	醋香附10 g	太子参15 g	麸炒白术15 g
茯苓10 g	山药20 g	枸杞子15 g	山茱萸15 g
熟地黄10 g	姜厚朴10 g	盐桑椹20 g	砂仁15 g
黄连5 g	陈皮5 g	酸枣仁10 g	远志10 g

7剂，水煎服，日1剂。

二诊　2021年11月21日。

症如前述，月经未至，睡眠改善，口干、疲乏、烦躁减轻，凌晨4～5点偶会醒，大便每日1～2次。前方去香附，加浮小麦以加强滋阴敛汗，养心益肝安神之功，共14剂。

三诊　2021年12月11日。

月经如期而至，LMP：2021年11月27日，量适中，色鲜，无血块无痛经。口干，睡眠明显改善，精神良好。继前方加远志，肉桂以交通心肾，温补肾阳。7剂。以上方加减患者继服2月余，月经周期正常，诸症皆愈。

体会　月经不调是妇科疾病中的常见病。月经的产生是天癸、脏腑、气血、经络协调作用于子宫的生理现象。血赖气之生化、运行、调节、统摄，气行则血行，气滞则血滞。气血的正常调节有赖肝的疏泄和调达。月经延后的主要病机是经血不足和血气阻滞，血寒不能按时溢满，导致月经后期常伴有肾虚血虚，血寒和痰湿。本病治疗原则是以调整周期为主，应重在平时。《景岳全书·妇人规·经脉类》后期而至者，本属血虚，然亦有血热而燥瘀者；不得不为清补；有血逆而滞留者，不得不为疏利。所谓"亦惟阳气不足，则寒从中生而生化失期"者是也。清代《疡医大全·乳癖门主论》里就有记述："乳癖，……多由思虑伤脾，怒恼伤肝，郁结而成也。"《外证医案汇编》曰："乳症，皆云肝脾郁结，则为癖核……痰气凝结为癖，为核、为痞……乳核、乳癖等坚硬，属气郁者多。"肝的条达疏泄功能正常是月经按时来潮的必备条件。肝脏喜条达而恶抑郁，调节全身气机，若肝之疏泄功能失调，疏泄不及，肝气郁结而致冲任气血逆乱，肾-天癸-冲任-胞宫轴功能紊乱，血不循经，不能下注血海化为月水，临床则出现月经后期等症。

月经后期的发生与肝脾肾的功能失调关系密切。肾虚为致病之本，肝气郁结为发病关键，脾胃为致病之源。中医认为女子为阴柔之体，以血为本，故调经之要，莫先于益血滋阴，益血之道，必先疏肝理脾，肝气得疏则新血得生，脾气得实则气布血足。调治月经似是治血而非治血，而是调理经脉和调整脏腑的功能。《薛氏医案·女科撮要·经候不调》曰："其过期而至者有因脾经血虚，有因肝经血少，有因气虚而弱。"治疗应本着"虚者补之，实者泻之"的原则分别施治。虚证治以补肾养血，或温经养血，实证治以活血行滞，理气行滞。虚实夹杂者，分别主次而兼治之。方中柴胡，香附疏肝解郁理气；当归、熟地黄、白芍养血益阴；黄芩、黄连清热和胃；茯苓、白术和中培土以疏肝木；郁金、延胡索调畅气机疏通血气；桑椹、枸杞子、山茱萸补肾填精生血；酸枣仁、远志宁心安神，以交通心肾；砂仁、陈皮健脾化湿。诸药共奏调畅气机，肝肾得调，冲任得养，月信可治。

后记：患者40而未孕，虽经多方求治，仍未果，已然心灰意冷。故借调经之机，鼓励患者积极备孕，患者初诊后携丈夫共同就诊3次，并于月经正常后迅速受孕。正如朱震亨所言："求子之道，莫如调经"，明代医家万全亦言："女子无子，多因经候不调……此调经为女子种子紧要也。"此案获效，实乃"调经为要、夫妻同治"之验，此观点在后面的不孕医案亦会有所体现。

月经过少（冲任亏虚）

徐某，女，35岁，职员。

初诊 2021年2月21日。

主诉 月经量减少4个月余。

缘患者既往月经规律，经量中等，4个月前曾服用紧急避孕药2次，而后出现月经量减少，每次用1～2张卫生巾或用护垫即可，月经经期7日，周期28～30日，LMP：2021年2月19日，1日干净，量少。刻下症：经后2日，精神疲倦，稍腰酸，易急躁，纳差，眠一般，二便调。舌淡红，苔薄白，脉细。

中医诊断 月经过少（冲任亏虚）。

西医诊断 月经过少。

四诊合参，本病当属祖国医学"月经过少"范畴，证属"冲任亏虚"。缘月经为气血所化，以血为本，以气为用。审证求因，冲任气血亏虚，血海满溢不多，遂致月经量少。治疗以和血调冲为法。遣方如下：

枸杞子15 g	山茱萸15 g	熟地黄15 g	黄精15 g
盐桑椹15 g	白芍10 g	炙甘草5 g	党参20 g
麸炒白术15 g	砂仁15 g	郁金10 g	麸炒枳壳15 g
醋香附10 g			

7剂，水煎服，日1剂。

二诊 2021年3月15日。

服药后疲倦、纳差好转，余症同前，继续守前方。

三诊 2021年3月22日。

二诊后诸症较前明显好转，3月19日月经来潮，经量满意，守方加减，遣方如下：

枸杞子15 g	山茱萸15 g	熟地黄15 g	厚朴15 g
盐桑椹15 g	白芍10 g	党参20 g	麸炒白术15 g
北柴胡15 g	砂仁15 g	当归10 g	麸炒枳壳15 g
醋香附10 g			

7剂，水煎服，日1剂。

体会 本案例为"冲任亏虚"证"月经过少"。《医学源流论》曰："凡治妇人，必先明冲任之脉，此皆血之所从生，而胎之所由系，明于冲任之故，则本源洞悉，而后所生之病，千条万绪，以知其所从起。"患者因服用外源激素，而至冲任亏虚，治疗以和血调冲为法，方中熟地黄、桑椹、山茱萸、白芍、枸杞子为滋血调冲药组，党参、白术、砂仁稳健中土，香附、郁金、枳壳疏肝行气以牵动诸药循经输布，炙甘草调和为使。诸药合用，行气、和血、调冲，使冲任通调，经水充盈。三诊奏效后则稍注重调理肝、脾、肾，使后天之精化生有源。

需要强调的是，冲任为病，以虚证多见。比如先天禀赋不足，或房劳伤肾，肾精不足，天癸不能按期充盈，或素体脾虚失运加之劳累伤脾，脾气大伤，脾失统摄，冲任气血俱虚等均可引起妇产科疾病。临证须明辨。

月经过少（肝肾亏虚）

胡某，女，17 岁，学生。

初诊 2020 年 12 月 13 日。

主诉 月经稀少 2 个月。

患者平素月经规则，近 2 个月来出现月经量较前明显减少故来诊。月经 15 岁初潮，经期 4 日，周期 28 日，LMP：2020 年 12 月 2 日，经色红，质稍稀，无血块，经前乳房胀痛，少腹疼痛，平时脾气易暴躁，小腹凉，偶头晕、腰酸。纳一般，眠可，二便调。G0P0。舌淡暗，苔薄白，脉沉细，尺脉无力。

辅助检查：子宫附件彩超未见异常。

中医诊断 月经过少（肝肾亏虚）。

西医诊断 月经过少。

四诊合参，本病属中医"月经过少"范畴，证属"肝肾亏虚"，缘妇人以气血为本，气血不足，则冲任失调，则经量减少；肝肾不足，则腰酸痛；血海亏虚，则经量少，经色淡。治以补益肝肾、调节冲任。遣方如下：

乌药 10 g	独活 15 g	熟地黄 15 g	桑螵蛸 15 g
金樱子 15 g	芡实 20 g	鹿衔草 15 g	吴茱萸 10 g
骨碎补 15 g	甘草 10 g	党参 30 g	北柴胡 15 g
黄芩 10 g	法半夏 10 g	郁金 10 g	麸炒枳壳 15 g
醋香附 10 g	醋延胡索 10 g	炙甘草 5 g	干益母草 15 g
盐牛膝 15 g	盐杜仲 20 g	盐狗脊 15 g	续断 15 g
盐菟丝子 15 g	白术 15 g		

共 7 剂，水煎服，每日 1 剂。

二诊 2020 年 12 月 21 日。

服药后头晕、腰酸稍减轻。但仍有急躁、易发脾气，经前乳房胀痛，腰腹冷感。纳可，眠一般，二便调。患者临近经期，肝郁、肾虚之证尤甚，故治疗宜加强疏肝理气、温阳补肾、温经通脉之药，并嘱其月经来潮第 3 日复诊。遣方如下：

乌药 10 g	独活 15 g	熟地黄 15 g	桑螵蛸 15 g
金樱子 15 g	芡实 20 g	鹿衔草 10 g	吴茱萸 5 g
甘草 10 g	北柴胡 15 g	党参 30 g	法半夏 10 g
郁金 10 g	枳壳 10 g	柏子仁 15 g	延胡索 15 g
百合 15 g	麦冬 10 g	五指毛桃 15 g	当归 10 g
砂仁 15 g	牛膝 10 g	杜仲 20 g	枸杞子 15 g
续断 10 g	菟丝子 10 g	桑寄生 15 g	白术 15 g

共 7 剂，水煎服，每日 1 剂。

三诊 2021 年 1 月 5 日。

2021 年 1 月 2 日月经来潮，经量较前次增多，经色红，质中，无夹血块，无痛经，稍腰酸。经后宜加强滋补肝肾，调节脏腑，拟加味八珍汤加减。药以丹参、党参、白术、茯苓、陈皮、北沙参、麦冬、女贞子、补骨脂、法半夏、五味子、黄芪、川芎、山药、白扁豆、莲子肉、核桃仁、薏苡仁、当归、大枣、枸杞子、何首乌、白芍、山茱萸、熟地黄、墨旱莲、桑椹子、鸡血藤等，于经期第 4～5 日开始服用，每日 1 剂，共 7 剂，可煎汤代茶饮。

如此周期治疗，2 周期后视症状酌减药量，3 周期后经量如初，月经色、质正常，伴随症状消失。

体会 本案为肝肾亏虚所致月经过少。月经过少的病机离不开月经的产生机理，月经的产生是脏腑、天癸、气血、经络协调作用于胞宫的生理现象。《素问·上古天真论》中论述："女子七岁，肾气盛，齿更发长；二七而天癸至，任脉通，太冲脉盛，月事以时下，故有子；三七肾气平均，故真牙生而长极；四七筋骨坚，发长极，身体盛壮；五七阳明脉衰，面始焦，发始堕；六七三阳脉衰于上，面皆焦，发始白；七七任脉虚，太冲脉衰少，天癸竭，地道不通，故形坏而无子也。"肾气盛，天癸至，任通冲盛，督带调约，协调作用于胞宫，使子宫血气满盈，应时而下，是月经产生的主要机理。本案患者年龄尚小，因先天不足，肾气、天癸、冲任尚未完全协调完善，正如《傅青主女科》曰"经本于肾""经水出诸肾"，肾气不足，冲任不调，故出现经水减少，伴腰酸，肝气不舒，故出现经前乳房胀痛、易暴躁，经前尤甚，甚或因肾气不能温煦经脉，出现腰腹冷感、痛经。故初诊以杜仲、牛膝、骨碎补、鹿衔草、狗脊、续断、菟丝子等温肾壮阳，以香附、郁金、北柴胡疏肝理气，再佐以乌药、吴茱萸散寒止痛，益母草活血化瘀，调经止痛，全方奏疏肝补肾、散寒止痛之效。经前气郁及寒证甚，故用药酌加延胡索活血止痛，枳壳理气止痛，砂仁芳香醒脾。经后则以滋补为法，滋补肝肾为主，同时调理五脏，故予大队补益药物如黄芪、党参、当归、何首乌、山茱萸、熟地黄、桑椹、女贞子等益气养血、滋补肝肾，同时予白术、茯苓、陈皮、山药、白扁豆、莲子肉、薏苡仁等健脾益气，防滋腻太过；北沙参、麦冬、五味子等滋阴润燥，防冬令燥热；白芍、鸡血藤、丹参、川芎等活血化瘀，使补而不留寇。因患者年龄尚小，考虑其脏腑尚娇嫩，故嘱其服药不宜急服，宜煎汤代茶饮，恐其脏腑拒补，反不奏效。

　　本案为青春期少女月经稀少之调理，患者未经孕产，肾气不足而月经过少，注意用药以引动肝肾正常功能为主，肝主疏泄，肾主封藏，一开一阖，使藏泻有序，经行有度。用药切勿太过，恐抑制肝肾自身调摄功能。同时注意健运脾胃，兼顾后天之本，则气血生化有源，血海充盈，血循常道。

月经过少（肝郁脾虚）

冯某，女，45岁，公司职员。

初诊　2022年7月2日。

主诉　月经量少2个月。

　　患者近2个月经量明显减少，经期长，要求调理来诊。患者平素易腹泻，进食冷冻、肥腻食物后尤甚，口苦口干，活动后汗多，烦躁、易怒，纳可眠差，大便溏，夜尿1次。舌红苔黄腻，脉弦。12岁初潮，10～11日净，周期30～31日，LMP：2022年6月20日，末次月经经量少，色鲜红，伴有少量血块，无痛经，经前有乳房胀痛，烦躁易怒。G3P2A1。

　　辅助检查：彩超提示：双乳乳腺增生。

中医诊断　月经过少（肝郁脾虚）。

西医诊断 月经过少。

该患者平素情绪失于调畅，肝气疏泄不及，气机阻滞，故而烦躁易怒、经前乳房胀痛；肝气横逆犯胃，导致脾胃虚弱；脾为后天之本，脾胃不足则五谷无以化生，肝无以藏血，因此月经量少；气机不畅，脾胃升降不及，津液疏布失司，故腹泻，生冷、肥腻之品易助湿生痰，因此进食生冷后易腹泻；痰湿内生，聚而化热，热扰心神，故而眠差；结合舌脉，辨证为肝郁脾虚夹热，治以疏肝解郁、健脾渗湿为则，选用柴胡疏肝散合参苓白术散加减：

北柴胡 15 g	法半夏 10 g	枳壳 10 g	延胡索 15 g
炙甘草 5 g	太子参 15 g	白术 15 g	煅牡蛎 30 g
茯苓 10 g	山药 30 g	薏苡仁 30 g	陈皮 5 g
浮小麦 30 g	莱菔子 10 g	砂仁 15 g	黄连片 5 g
百合 10 g	莲子 20 g	酸枣仁 15 g	

7剂，水煎服，日1剂。

二诊 2022年7月18日。

服药后精神状态明显改善，月经未至，少许腹胀，汗出正常，无口干、口苦，大便日1次，不成形。前方中，去浮小麦、煅牡蛎，加用莪术、威灵仙行气除湿，共14剂。

三诊 2022年8月1日。

精神状态良好，目前处于月经第7日，经量增多，无痛经及腹胀等不适，大便正常。考虑患者经期相对偏长，目前本次经期即将结束，予以加强收敛止血，上方中去莪术、威灵仙，加用白及、仙鹤草收敛止血，合欢花疏肝安神，共7剂。

体会 明代李时珍曰："女子，阴类也，以血为主，其血上应太阴，下应海潮。月有盈亏，潮有朝夕，月事一月一行，与之相符，故谓之月水、月信、月经。"实则是冲任二脉相资，血海按时满盈，则月事以时下。因此，月经体现了人体气血津液盈亏交替的节律；而月经的量、色、质以及周期的改变，均为气血阴阳失和的表现。

月经过少，主要机理为精亏血少，冲任气血不足，或寒凝瘀阻，冲任气血不畅，血海满溢不多而致；经期延长的发病机理主要是冲任不固，经血失于制约而致。本例患者，除月经量少外、还存在经期明显延长，脾胃后天之本，因此脾虚是本例患者的根本病机；然患者月经色鲜红、口苦、眠差，均为阳性症状，是为虚热的表现；故治以疏肝解郁、健脾渗湿，同时兼以清热，选用柴胡疏肝散合参苓白术散加减。柴胡疏肝木以解郁，枳壳、延胡索、莱菔子行气滞，陈皮利中气，黄连、百合以清心泻火养阴，务使怒火平则肝郁自解，肝络清和；以太子参、白术、茯苓、甘草平补脾胃之气，配以薏苡仁、山药之甘淡，莲子之甘涩，砂仁以醒脾，以健益脾胃扶正补虚；兼以酸枣仁、合欢花养肝解郁安神。

纵观全方，扶脾在于益气血之源，以健脾升阳为主，脾胃健运，气血充盛，则源盛而流自畅。然而用药不过用甘润或辛温之品，以免滞碍脾阳或耗伤胃阴。疏肝在于通调气机，以开郁行气为主，佐以养肝之品，使肝气得疏，气血调畅，则经病可愈。

月经过少（肝郁血虚）

沙某，女，38岁，职员。

初诊 2021年4月11日。

主诉 月经量逐渐减少2年。

患者诉近2年来，因工作岗位调动，经常熬夜加班，随后逐渐出现月经量减少，经量较前减少三分之一，逐渐至今点滴即净。刻下症：经量少，点滴即净，色偏暗，无痛经，经前乳房胀痛，脾气急躁，偶有头晕，睡眠不足时明显，偶感潮热，自汗，纳一般，食后易腹胀，眠差，长期睡眠不足，大便先干后烂。小便调。脉右细左沉，舌红微紫少苔。月经经期3～4日，周期28～30日，LMP：2021年4月8日，G3P2A1。

辅助检查：2021年4月11日：FSH：18 IU/L，AMH：0.9 ng/mL，AFC：4。

中医诊断 月经过少（肝郁血虚）。

西医诊断 卵巢早衰。

四诊合参，本病当属肝郁血虚型月经量少。现代人生活压力大，平素情志抑郁，则易伤肝，失于疏泄，气机不畅，故见经前乳胀、脾气暴躁；气行不畅则见血瘀之象，故经血色暗；肝气太过，脾土受抑，脾乃气血生化之源，肝木克土，故气血不足，以致月经量减少明显，舌脉均为佐证。故治以疏肝解郁，养血活血。月经后遗方如下：

北柴胡 15 g	当归 10 g	郁金 5 g	麸炒枳壳 10 g
醋香附 10 g	白芍 10 g	炙甘草 5 g	太子参 15 g
麸炒白术 15 g	枸杞 15 g	山茱萸 15 g	熟地黄 15 g
浮小麦 50 g	牡蛎 25 g	盐桑椹 20 g	

5 剂，水煎服，日 1 剂，经后服用。

月经前遣方如下：

山楂 15 g	醋鳖甲 15 g	醋三棱 10 g	桂枝 15 g
炙甘草 15 g	党参 15 g	酒川芎 10 g	干姜 5 g
麸炒白术 15 g	当归尾 10 g	白芍 10 g	熟地黄 15 g
醋香附 15 g	桃仁 10 g	醋莪术 15 g	干益母草 15 g

7 剂，水煎服，日 1 剂，嘱下个月经周期 1 周前开始服用。

二诊 2021 年 5 月 7 日。

初诊后患者乳房胀痛、脾气急躁、头晕等症好转，仍有潮热、眠差，继续当前周期疗法，经前予行气疏肝，活血调经为主，经后以疏肝理气、养血益精为法。遣方随症加减。

三诊 2021 年 6 月 5 日。

诸症好转，LMP：2021 年 5 月 9 日，月经前后症状明显减轻，经量较前稍多，持续 5 日，患者郁结之象已除，现可予膏方滋补，以填补肾精，益气养血，使冲任气血充盈，经血有源，遣方如下：

熟地黄 300 g	山药 300 g	吴茱萸 250 g	枸杞子 200 g
龟甲 250 g	鳖甲 250 g	麦冬 200 g	菟丝子 200 g
牛膝 200 g	杜仲 200 g	沙参 200 g	女贞子 200 g
墨旱莲 200 g	川石斛 200 g	何首乌 200 g	赤芍 150 g
白芍 150 g	酸枣仁 150 g	当归 200 g	桑椹子 200 g
骨碎补 200 g	狗脊 200 g	紫河车 150 g	金樱子 200 g
芡实 200 g	陈皮 200 g	佛手 150 g	合欢花 100 g
桃仁 100 g	茯苓 200 g	首乌藤 200 g	菊花 150 g
泽泻 200 g	知母 200 g	黄柏 200 g	石菖蒲 200 g

以麦芽糖等调配熬膏，早晚各服 1 匙。

服用膏方 3 个月后，复诊诉经量复初，诸症除。嘱其注意起居饮食及作息，适当放松心情，定期复诊。

体会 本案例为卵巢储备功能减退之月经过少，辨为肝郁血虚证。《备急千金要方》曰："女人嗜欲多于丈夫，感病多于男子，加以慈恋爱憎，嫉妒忧恚，染着坚牢，情不自欲。"又《理瀹骈文》曰："肝为血海，藏血故也。"叶天士《临证指南医案》曰："女子以肝为先天。"肝藏血，主疏泄，司血海，如肝气郁结，则血为气滞，冲任不畅，血海不能满盈则致少经。本案女性素来性情急躁，压力过大，肝气郁结，血为之所滞，故月经过少。治疗以疏肝解郁，养血活血为法。

首诊时为月经后期，先予柴胡、郁金、枳壳、香附疏肝理气；当归、山茱萸、桑椹、熟地黄、白芍、枸杞子补肝肾养气血；太子参、白芍益气养阴；浮小麦、牡蛎固汗敛阴；甘草调和，使经后血海得充；同时予桃仁、莪术、益母草、当归尾、三棱、川芎、山楂活血调经；辅以党参、白术健脾益气；干姜温里助行；党参、鳖甲滋阴防燥；香附行气活血；诸药合用，使经前旧瘀化除，配合经后方，使肝气疏泄，剃陈出新，则月经复畅。待患者肝肾、气血调和时，再予膏方填精益肾、调和冲任，以补后天之缺。

本病治疗，当着重气血调顺，因女子气常有余，血常不足，故经前疏肝理气，行血化滞，经后滋阴补血，助新血化生，周期调治，气血乃调。身体平和，再予膏方调补，方能延续疗效。

月经过少（肾虚血亏，寒凝胞宫）

黄某，女，40 岁，公务员。

初诊 2021 年 5 月 23 日。

主诉 月经量逐渐减少 5 年余。

缘患者于 2016 年 4 月行人流术后开始月经量明显减少，色暗，3 日净。曾行子宫彩超等检查，提示子宫内膜偏薄（排卵日子宫内膜厚度 5～7 mm），其间多次服用激素药物治疗，患者不耐受，至今未愈，故求诊。平素经期 3～5 日，周期 28～37 日，经量少，色稍偏暗，夹血块，经行少腹刺痛、腰酸痛，经前乳胀，腰腹、四肢怕冷明显，纳眠可，二便调。LMP：2021 年 4 月 28 日。舌暗红，少苔，脉沉缓。

中医诊断 月经过少（肾虚血亏，寒凝胞宫）。

西医诊断 薄型子宫内膜。

本案患者为宫腔操作后损伤肾气，肾气不能温煦胞宫血脉，加之手术致胞宫血脉受损，血瘀脉络，久而生寒，而致肾虚血亏，寒凝胞宫之证，症见月经量少；阳虚血不化赤，故经色暗；阳虚不能温煦，故畏寒肢冷；肾虚不能充养腰府，故见经行腰酸。舌暗红少苔，脉沉缓，均为肾虚血亏之佐证。治以温肾养血，活血调经。遣方如下：

醋莪术 10 g	麸炒白术 15 g	益母草 15 g	枸杞子 15 g
山茱萸 15 g	桃仁 10 g	盐桑椹 20 g	盐金樱子 10 g
盐菟丝子 10 g	淫羊藿 15 g	盐巴戟天 10 g	盐杜仲 10 g
五味子 15 g	桂枝 10 g	延胡索 15 g	北柴胡 15 g
麸炒枳壳 10 g			

7 剂，水煎服，日 1 剂。

二诊 2021 年 6 月 14 日。

症如前述，经治疗月经量较前增多，舌脉仍为肾虚寒凝之象，治疗守前方。

三诊 2021 年 7 月 12 日。

腰酸、畏寒之证缓解，经血稍多，行经 4～5 日，继续予补肾益精、养血活血之法，结合脐腹艾灸，以温通经脉。转予膏方调复，以增强补益之力，遣方如下：

黄芪 300 g	党参 250 g	仙茅 100 g	淫羊藿 150 g
肉苁蓉 150 g	巴戟天 150 g	补骨脂 150 g	桑寄生 150 g
牛膝 150 g	熟附子 100 g	肉桂 100 g	杜仲 150 g
鹿茸 50 g	狗脊 150 g	核桃仁 150 g	覆盆子 150 g
菟丝子 150 g	五味子 100 g	韭菜子 150 g	续断 150 g
桑螵蛸 150 g	当归 150 g	制香附 150 g	沉香 50 g
陈皮 150 g	女贞子 150 g	枸杞子 150 g	龟甲胶 200 g
谷麦芽 200 g	神曲 200 g	川芎 150 g	川桂枝 150 g
吴茱萸 150 g	金樱子 150 g	芡实 150 g 等	

以麦芽糖等调配熬膏，早晚各服 1 匙。

服用膏方 3 个月后，随访诉经量明显增多，复查子宫内膜较前增厚。继续中药调服半年后告愈，停药未见复发。

体会 本案例为薄型子宫内膜月经过少，因宫腔操作后损伤肾气，肾气不能温煦胞宫血脉，加之手术致胞宫血脉受损，血瘀脉络，久而生寒，而致肾虚血亏，寒凝胞宫之证，辨为肾虚血亏，寒凝胞宫。因人为器械操作属金刃所伤，正如《妇科玉尺·胎前小产》曰："是知正产者，正如果中粟熟，其壳自开，两无所损。半产者，则犹采研新粟，碎其肤壳，损其皮肤，然后取得其实；以其胎脏伤损，胞系断坏，而后胎至坠落……总以补血生肌养脏，生新去瘀为主。"又《诸病源候论·妇人妊娠病诸候》曰："……无非气血损伤之故，气虚则提摄不固，血处失虚则灌溉不固……"可见堕胎可以损伤肾气，损伤气血，损伤冲任胞宫，本案患者术后损伤，肾气未愈，故胞宫络脉瘀阻，治当温肾养血，活血调经。

首诊以补肾助阳、活血调经为先，重用巴戟天、杜仲、淫羊藿、菟丝子等补肾助阳之品，使阴寒之地复温；佐以莪术、益母草、桃仁等活血调经要药，使陈旧之瘀复行；桂枝助其温经通脉之力；延胡索活血止痛，防瘀阻腹痛；以枸杞子、桑椹、金樱子、山茱萸、五味子等滋阴养血，使阴阳调和，以防宿邪去后人如抽丝；少佐柴胡、枳壳调理气机，以帅血循经，白术稳健中土，防血动形崩。诸药合用，宿寒得温，旧瘀得剿，阴阳调和，气血乃顺。故二、三诊后经量较前增多，虚寒之象得缓，然本案此疾已逾五载，初尝良效后仍需乘胜追击，故予膏方补虚培元，调服 3 个月后，复查内膜增厚，再调服半年，乃愈。

《格致余论·受胎论》曰："父精母血因感而会，精之施也。血能摄精成其子，此万物资始于乾元也；血成其胞，此万物资生于坤元也。"薄型子宫内膜的病机多为先天禀赋不足，或是后天房事不节、过度疲劳损伤肾气，肾精亏虚，冲任失养，甚或是人流术等宫腔操作，胞宫为金刃所伤，冲任亦受损伤，气血运行不畅，瘀血阻滞，内膜失养，故本病多见肾虚血瘀证，治疗当注重气血、阴阳，同时注重扶正祛邪，治疗周期不宜过短，缓图治疗方能见愈。

月经过少（肾虚血瘀）

罗某，女，41 岁，工人。

初诊 2021 年 8 月 30 日。

主诉 月经量减少半年。

患者诉半年前人流术后月经量明显减少,经期缩短至 2 日,外院行妇科检查、激素水平检查均未见异常。LMP:2021 年 8 月 15 日,量少,色暗,有血块,经前乳房胀痛,经期伴腰酸,偶有耳鸣,喜热饮,胃纳一般,眠可,大便干结,小便调。12 岁初潮,平素月经周期为 28~30 日,5 日净,量适中,色暗红,有血块,质黏稠,G2P1A1。舌淡暗,苔薄白,脉细涩。

中医诊断 月经过少(肾虚血瘀)。

西医诊断 月经稀少。

患者经人流术后,伤精耗气,肾精亏损,肾气不足,冲任亏虚;加之脾胃本虚,难以生化水谷精微,濡养天癸,血海满溢不多,故发为本病。患者月经量少、经期缩短,伴腰酸、耳鸣,为肾精亏损见症;经色暗红,夹有血块,舌淡暗,脉细涩,为血瘀见症。四诊合参,当属肾虚血瘀证,治宜补肾益精、活血通经。方药如下:

酒川芎 10 g	当归尾 10 g	白芍 20 g	熟地黄 15 g
醋香附 15 g	桃仁 10 g	醋莪术 15 g	益母草 15 g
醋三棱 10 g	桂枝 15 g	威灵仙 20 g	覆盆子 15 g
炙甘草 15 g	醋延胡索 15 g	山药 20 g	鸡内金 15 g
党参 15 g	盐杜仲 15 g	川牛膝 10 g	茯苓 5 g
白术 20 g	砂仁 15 g		

6 剂,水煎服,日 1 剂。

二诊 2021 年 9 月 5 日。

服药后腰酸明显减轻,食欲改善,大便通畅,易党参为太子参,加五指毛桃补气,并加菟丝子、山茱萸等药以加强补肾填精力度,再投 7 剂。

三诊 2021 年 9 月 11 日。

服药后诉口苦,仍偶有耳鸣,守前方加柴胡、黄芩、半夏以调理气机,继服 7 剂。

守法治疗 3 个月,2022 年 1 月随访患者月经量较前明显增多,经期 5日,色红,有少量血块,其余诸症明显改善。

体会 月经是肾、天癸、冲任、气血相互协调作用于胞宫,并在全身经络、脏腑协调作用下使胞宫定期藏泄而产生的生理现象,月经过少与肝、脾、肾三脏密切相关,尤以肾为枢机,其病因病机主要与肾虚、血虚、血瘀、血寒、痰湿、肝郁相关。肾为先天之本，《傅青主女科》曰："经水出诸肾。"肾虚，则胞脉空虚，血海不足，月经量减少；气血是化生月经的基本物质，气血亏虚则月经化生不足，月经量减少；内伤七情和外感六淫均可导致血瘀，淤血、痰湿阻滞胞脉，冲任气血运行不畅，经血不能按时满溢而致经血量少。

现代医学治疗月经过少主要为人工周期疗法，即雌孕激素联合用药，但存在不良反应和用药局限，而中医药治疗本病具有其独特的优势。本案例患者当属本虚标实，患者人流术后，伤精耗气，导致肾气不充，精血不足，冲任亏虚，经血无源，则致月经过少，其本为肾虚。若经血未净，又感七情内伤，易气滞血瘀，导致留瘀为患，或外感六淫，邪与血结，瘀滞胞宫，影响气血运行，血海满溢不多，导致月经过少，其标为血瘀。针对月经过少的肾虚血瘀的病机，以补肾益精、活血通经为基本治则，方中熟地黄、覆盆子、杜仲、牛膝补肾填精，桃仁、莪术、益母草、三棱、延胡索活血行气调经，八珍汤气血双补，砂仁、鸡内金防滋腻太过中伤脾胃，诸药合用，补而不腻，行而不泄，共奏补肾益精、活血调经之效。临床上，在治疗月经过少中要辨证施治，辨清虚实，尤其是辨证论治与周期疗法相结合，治疗月经过少的疗效更佳。

月经过少（肾虚血瘀）

黄某，女，39 岁。

初诊：2022 年 11 月 8 日。

主诉：月经量少 9 个月。

患者自 2022 年初起，每次月经量明显减少甚至点滴即净，月经期 2~3 日。刻下症：经量少，色黯黑黏稠，伴下腹坠胀，颈背酸痛。纳差，睡眠可，大便结，小便正常。月经：13 岁初潮，4 日/30 日，末次月经：2022 年 10 月 2 日，G2P2。舌淡苔薄黄舌下瘀络显著，脉细涩。辅助检查：2022 年 8 月 29 日彩超示左侧肌层见 1 个低回声团，大小约：20 mm×15 mm，边界清，内部回声分布欠均匀，考虑子宫肌瘤。

中医诊断 月经过少（肾虚血瘀）。

西医诊断 月经稀少。

缘患者因家庭、工作操劳，耗伤元气，气血生化乏力，则血易停滞留瘀，瘀阻经络，故见下腹痛、月经过少。四诊合参，当属中医"月经过少"范畴，证属肾虚血瘀，治疗当以补肾益气升提，活血通经为法，遣方如下：

黄芪 10 g	络石藤 10 g	蛇床子 10 g	泽兰 10 g
鸡内金 10 g	木香 10 g	菟丝子 20 g	当归 10 g
王不留行 10 g	郁李仁 10 g	荔枝核 10 g	大血藤 10 g 等

7 剂，水煎服，日 1 剂。

二诊 2023 年 2 月 9 日。

诉服药后月经恢复正常经量，颜色鲜红质稀如常，至本月来潮经量再次变少质黏稠，已无下腹坠胀，大便正常。继续守前方服用，以补肾益气升提，活血通经为主，共 7 剂，水煎服，日 1 剂。

三诊 2023 年 3 月 9 日。

诉本月经量正常，颜色鲜红质稀如常，无腹痛，大便正常。

体会 月经过少的病因病机虽有肾虚、血瘀、血虚、血寒之不同，但以肾为根本，乃月经之源。肾精不足，气血生化无源，血海不盈；肾气不足，气血运行不利，冲任、胞脉瘀滞，故出现月经量少。

患者年近六七，肾气已衰，肝肾阴虚，冲任乏源，故经来量少，全方中黄芪补气，当归养血。蛇床子、菟丝子等补益肝肾以养先天，鸡内金、木香理气健脾和胃助运化，以养后天。王不留行、大血藤、泽兰活血化瘀行滞，辅以络石藤舒筋通络止痛，荔枝核疏肝理气解郁，郁李仁润肠通便、活血调经。清·喻昌《医门法律》曰："新病可急治，久病宜缓调。"明·薛《薛文清公文集》亦曰："用药勿责近功。"如本例肾虚血瘀型患者，宜以静治静，滋补肝肾，养血调经，证不变，守法守方，渐从冲任通盛之性而蓄旺，则源流自成潮汐有序。冬令之季，缓图根本，使气血得充，以冀康复。

月经先后不定期（瘀血内阻证）

袁某，女，22 岁，学生。

初诊 2021 年 1 月 24 日。

主诉 月经紊乱、前后不定期 6 月余。

患者 6 个月前外出旅游后连续两个周期出现月经推后，月经经期 6～9 日，周期 33～40 日，经量减少，夹血块，时有痛经，色暗。遂前往外院就诊，月经有所提前，未继续治疗。近 4 个月来又出现经来先后无定期，量偏少，色黯、质偏稀。刻下症：面色晦暗，月经先后不定，量少，色黯，夹血块，伴见小腹胀、疼痛拒按。纳食可，二便调。舌黯淡，舌体瘀点，苔少，脉弦涩。LMP：2020年12月28日。

中医诊断　月经先后不定期（瘀血内阻证）。

西医诊断　功能失调性子宫出血。

缘患者外出起居紊乱，导致月经失常，后又失于调治，经行不畅日久则成瘀，瘀血内阻，滞于胞宫，新血不得归经则败血妄行，故月经淋漓不尽。瘀血阻滞，气血运行不畅故经来量少、色黯、有块，小腹疼痛拒按。舌脉亦为瘀血阻滞之象。治疗当活血化瘀，养血调经。遣方如下：

净山楂 10 g	砂仁 15 g	红花 5 g	醋三棱 10 g
生地黄 20 g	当归 15 g	白芍 30 g	熟地黄 15 g
醋香附 15 g	桃仁 10 g	醋莪术 15 g	干益母草 15 g
酒川芎 10 g	桂枝 15 g	威灵仙 15 g	薏苡仁 25 g
炙甘草 15 g	山药 20 g	鸡内金 15 g	醋延胡索 15 g
党参 15 g	盐杜仲 15 g	盐牛膝 10 g	姜厚朴 15 g
干姜 5 g	茯苓 5 g	麸炒白术 15 g	

7剂，水煎服，日1剂。嘱煎后尽快热服。若经行腹痛，则经至时从第一日起前3日按原方再服，若无腹痛则待月经净后复诊。

二诊　2021年2月1日。

服药后于2021年1月29日月经来潮，本次月经量较前增多，经来较前顺畅，色尚可，可见较多血块，小腹疼痛明显减轻。初诊于经前予大队破血逐瘀、活血调经之药，服用后患者经来顺畅，血块较多，乃胞宫之瘀阻得通征象，现经后宜益气养血为主。方药如下：

党参 20 g	柴胡 15 g	香附 10 g	炒川楝子 10 g
醋延胡索 10 g	炒麦芽 20 g	乌药 10 g	白芍 15 g
黄芪 10 g	桂枝 10 g	石斛 10 g	三七粉 3 g
桑椹 15 g	女贞子 15 g	炙甘草 5 g	大枣 10 g
生姜 10 g			

7剂，水煎服，日1剂，温汤缓服。

此后继续予经前、经后中药调制，经前予活血化瘀、养血调经为法，经后予益气养血为主，继续调养 3 个月余，患者月经周期规律，经量、经色均好转，无明显血块，无经行腹痛，嘱其经期注意起居调摄，勿过食生冷、辛辣，注意保暖，同时适当运动，以防经脉瘀阻。

体会 本案为瘀血内阻证月经不调，兼见月经周期紊乱、痛经等症。缘患者外出起居紊乱，导致月经失常，后又失于调治，经行不畅日久则成瘀，瘀血内阻，滞于胞宫，新血不得归经则败血妄行，故月经淋漓不尽。瘀血阻滞，气血运行不畅故经来量少、色黯、有块，小腹疼痛拒按。舌脉亦为瘀血阻滞之象。《血证论·经血》："血滞者，瘀血阻滞，因见身痛腹胀，寒热带漏、经闭经诸症，总是瘀血阻滞其气，若无瘀血，则经自流通，安行无恙，何缘而错杂变乱哉，凡此之类，故总以祛瘀为要。"故治疗以活血化瘀，养血调经为法。方予"桃红四物汤"加减，方中以桃仁、红花、益母草、山楂活血化瘀，又佐以三棱、莪术破瘀通经，以甘温之熟地黄、当归滋阴补肝、养血调经；芍药养血和营，以增补血之力；川芎活血行气、调畅气血，以助活血之功。桂枝、干姜温通经脉，温中止痛。另予砂仁、白术、薏苡仁、山药、茯苓等健脾祛湿，避免寒湿互结，两邪交争而腹痛。全方配伍得当，使瘀血祛、新血生、气机畅、寒湿化。二诊为经后，予益气养血为法，去三棱、莪术等破血要药，改予较为平和的三七、延胡索活血调经，同时注重补气、行气，盖"气为血之帅""血气二者，原不相离，血中有气"，故予黄芪、党参以益气健脾，桂枝与甘草相配辛甘化阳，芍药与甘草同用酸甘化阴；桂枝配芍药温通经脉以止痛；生姜、大枣相配补益脾胃、调和营卫气血，取"黄芪桂枝五物汤"之义，使"阴平阳秘，精神乃治"；再以柴胡、香附、乌药、川楝子疏肝行气，防药滞，使行气而不留瘀。女贞子、桑椹滋补肾阴，使经血化生有源，石斛益胃阴、麦芽防积滞，皆可使诸药行效有方。

值得一提的是，调经当重视气血调摄，同时注重月经周期阴阳变化特点，用药宜攻守分明。

经间期出血（肾虚肝郁）

梁某，女，41 岁，已婚。

初诊 2022 年 6 月 17 日。

主诉 阴道出血 10 日。

患者于 6 月 7 日始出现阴道出血，量少，色黑，伴睡眠早醒，困倦乏力，大便溏，出血持续到 6 月 16 日月经来潮，量多，色暗，伴血块，少腹痛，自行使用暖宫贴稍缓解。舌淡暗苔白，脉沉。LMP：2022 年 5 月 20日，量多，色暗，伴血块。初潮 12 岁，24～26 日一行，5～7 日净，平素经行时少腹痛、乳房胀痛，腰酸痛，白带无异常，G2P1A1。

中医诊断　经间期出血（肾虚肝郁）。

西医诊断　排卵期出血。

患者青年女性，先天禀赋不足，加之曾行人流，损伤肾气，冲任不固，导致经间期出血。肾主藏精，肝主藏血，肝肾同源，若肾精不足，则肝失所养，致肝气机失调。肝郁气滞，血行不畅，不通则痛，故乳房胀痛、少腹胀痛；腰为肾之府，肾虚故倦怠、腰骶酸痛、大便溏。舌淡暗苔白，脉沉亦为肾虚肝郁之象。治以滋阴补肾，疏肝理气为法，拟方毓麟珠合柴胡疏肝汤加减：

补骨脂 15 g	当归尾 10 g	生地黄 10 g	熟地黄 15 g
醋香附 15 g	桃仁 10 g	丹参 10 g	盐桑椹 15 g
桂枝 10 g	威灵仙 20 g	炙甘草 10 g	醋延胡索 15 g
山药 30 g	覆盆子 15 g	党参片 30 g	盐杜仲 15 g
茯苓 10 g	麸炒白术 15 g	姜厚朴 10 g	北柴胡 15 g
砂仁 15 g	盐菟丝子 15 g	淫羊藿 10 g	升麻 15 g
防风 10 g	川牛膝 10 g	炙黄芪 30 g	

7 剂，水煎服，日 1 剂。

二诊　2022 年 6 月 27 日。

服药后经行通畅，6 日净，经量中等，血块较前减少，乳房胀痛减轻，睡眠改善，仍有腰酸、少腹胀痛，大便 2～3 次/日。前方加莪术 15 g，三棱 10 g 以行气、活血化瘀，共 7 剂。

三诊　2022 年 7 月 4 日。

服药后无特殊不适，无腹痛及腰酸，睡眠良好。继续守前方调治。随访 2 个月，均未再出现经间期出血症状。

体会　经间期出血现代医学又称围排卵期出血，是指两次正常月经之间阴道出现规律性的少量流血，并伴有轻微腰酸及下腹疼痛，一般出血量较正常月经量少，出血时间一般为 2～3 日，不超过 7 日，有时仅为咖啡色分泌物，或白带中带有血丝，通常在基础体温发生转变时出血。青春期及育龄期的女性最常见，为妇科门诊常见病之一。临床上多采用雌激素、孕激素、口服避孕药、止血药来治疗。虽止血效果较满意，但易复发。日久不愈可导致崩漏，严重者可出现贫血；对于育龄期女性因排卵期出血失去受孕的机会，导致不孕。给患者的身心、工作以及家庭生活带来不利的影响。

对于"经间期出血"在古籍书中亦无专篇专论记载，但可散见于"月经不调""经漏""赤白带下""月经过少"等病的文献记载中，如《竹林女科》中有"一月经再行"；隋代巢元方《诸病源候论》指出"故血非时而下，淋漓不断，谓之漏下""崩而内有瘀血，故时崩时止，淋漓不断"；《傅青主女科》中"妇人有带下而色红者，似血非血，淋漓不断""先期而来少者，火热而水不足也""先期经来只一二点者，肾中火旺而阴水亏"。

经间期出血发病在于肾虚为主，但临床上仍不忘结合肝、脾、气、血立论，进行辨证论治。若先天禀赋不足，天癸未充，房劳多产，思虑过度，致使肾阴偏虚，氤氲之时，阴精不足，阳气内动，阴络受损，冲任不固，导致经间期出血；若素性抑郁，情志不畅，肝郁气滞，肝郁克脾，脾失运化，聚而生湿，湿为阴邪，易趋于下，冲任二脉受损，内蕴生热，加之经间阳气内动，内蕴之湿热被引动，引发经间期出血；若素体虚弱，经产留瘀，瘀阻胞络，或因气滞冲任，久而成瘀；排卵期血瘀与内动之阳气相搏，血络被瘀邪所伤以致出血。临床上单一证型较少见，一般多兼夹其他证型。据临床观察发现，近年来肾虚肝郁型经间期出血的患者较多见。这与现代女性所承受的工作、学习、家庭等方面的压力以及不良的生活作息有着密切的关系。治疗上以滋阴补肾，疏肝理气为法，拟方毓麟珠合柴胡疏肝汤加减。方中菟丝子、盐杜仲、盐桑椹滋补肝肾；柴胡、香附、延胡索、厚朴疏肝理气；熟地味甘微温入手足少阴厥阴经滋肾水补真阴，加入生地黄，加强滋阴之功，防熟地黄腻而黏滞，与熟地黄合用，一阴一阳，其目的在阳生阴长；诸药相合以疏肝肾之气，非通经之药也；补肝肾之精，非利水之品，肝肾之气舒而精通，肝肾之精旺而水利，使肝气得舒，肾气得补，气机调畅，气得以行，血得以养，冲任调和，经水自有定期矣。本方配伍，切中病机，直达病所，全方补中有疏，疏不乏源，补益脏腑，调和气血，从而减轻经间期临床诸症，对肾虚肝郁型经间期出血的疗效明显。

崩漏（脾肾两虚）

李某，女，36 岁，职员。

初诊 2021 年 3 月 27 日。

主诉 不规则阴道流血 20 日。

缘患者平素月经周期稍长，经量常偏多，月经 7～10 日净，周期 29～33 日，少量血块，稍腰酸，无痛经。LMP：2021 年 3 月 7 日，前 3～4 日量多，其后淋漓不尽，至今未干净。2021 年 3 月 24 日子宫附件彩超示：子宫内膜息肉可能。现症见：神清，精神疲倦，阴道出血，量少，腰酸痛，无头晕心悸，纳欠佳，眠可，行经期间大便溏薄，小便调。舌淡暗，苔薄白，舌边有齿印，脉沉细。

中医诊断 崩漏（脾肾两虚）。

西医诊断 功能失调性子宫出血。

四诊合参，本病属于中医"崩漏"范畴。四诊合参，中医辨证为脾肾两虚，肾虚经络失养故腰酸痛，脾气亏虚故行经便溏。中医治疗崩漏以"急则治其标，缓则治其本"为则，以"塞流、澄源、复旧"为法。患者现阴道出血量少，治疗应以塞流澄源并用。遣方如下：

白及 15 g	当归 5 g	牡丹皮 10 g	甘草 5 g
煅龙骨 20 g	煅牡蛎 30 g	黄柏 10 g	桑螵蛸 15 g
乌梅 20 g	仙鹤草 15 g	茜草炭 15 g	血余炭 30 g
地榆炭 15 g	桂枝 5 g	熟地黄 15 g	北柴胡 5 g

先服用 3 剂，水煎服，每日 1 剂，血止后改服用以下药方：

盐杜仲 15 g	川牛膝 10 g	干姜 5 g	麸炒白术 15 g
醋三棱 10 g	桂枝 15 g	炙甘草 15 g	醋延胡索 15 g
党参 20 g	酒川芎 10 g	当归尾 10 g	白芍 10 g
熟地黄 15 g	醋香附 15 g	桃仁 10 g	醋莪术 15 g
干益母草 15 g			

5 剂，水煎服，日 1 剂。嘱下次月经第 6 日复诊。

二诊 2021 年 4 月 18 日。

来诊诉复前方 2 剂后崩漏已止，精神疲倦及腰酸改善，2021 年 4 月 11

日月经来潮，刻下经期第 7 日，经量少而未净，精神稍倦，腰酸，纳欠佳，眠可，二便调。舌淡暗，苔薄白，舌边有齿印，脉沉细。继续守前方服用，塞流、澄源并用。嘱下次经前一周复诊。

三诊 2021 年 5 月 15 日。

患者前二诊以塞流、澄源并用后，崩漏止，LMP：2021 年 5 月 10 日，经量、经期恢复，无漏下不止。故现以复旧为法，以健脾益气、补肾益精为主，方以加味八珍汤加减，遣方如下：

党参 10 g	茯苓 10 g	当归 10 g	山茱萸 15 g
鸡血藤 15 g	北芪 15 g	山药 15 g	熟地黄 15 g
炙甘草 10 g	白术 20 g	白扁豆 20 g	女贞子 15 g
熟地黄 15 g	川芎 10 g	薏苡仁 20 g	桑椹 10 g

7 剂，水煎服，日 1 剂。

体会 本案例为脾肾两虚证崩漏，月经量时多时少，《严氏济生方》："崩漏之疾，本乎一症，轻者谓之漏下，甚者谓之崩中"，患者精神疲倦，时有腰酸痛，乃责之肾虚，《傅青主女科》提出："经本于肾""经水出诸肾"，肾虚则冲任失固，封藏失司，经血非时而下则发为崩漏。又常于经行便溏，乃脾气亏虚，加之经期气血损耗，脾气不固而见便溏、泄泻。治疗当以"塞流、澄源、复旧"为法，先予固冲汤加减，以塞流，方中茜草炭、血余炭、地榆炭收敛止血；桑螵蛸、煅龙骨、煅牡蛎、白及、乌梅收敛固涩；仙鹤草、牡丹皮、黄柏凉血止血；熟地黄、当归活血养血；诸药合用以塞流。而后血虽止，然离经之血瘀留胞宫，故致子宫内膜息肉之疾，亦为瘀阻胞宫之形，故予活血行瘀为之，予莪术、益母草、当归尾、三棱、桃仁、川芎活血化瘀，引血归经，同时予杜仲、牛膝补肾助阳，熟地黄、党参、白术益气养血，合活血药以祛瘀生新，辅以香附、延胡索疏肝行气止痛，干姜温中健脾，甘草调和药性，使止血而不留瘀。三诊复旧，因经血止，气血大亏，故予益气养血、补肾益精为治，以加减八珍汤主之。方中四物、四君气血双补，酌加女贞子、桑椹滋补肾精，鸡血藤补血养血、北芪助健脾益气之力，白术、白扁豆、薏苡仁健脾益气以防药滞。

本病病机是肝、脾、肾功能失常，气血失调，冲任失固，胞宫藏泻无度，不能控制经血所致，"塞流、澄源、复旧"治崩三法古来有之，须临证审因，另此三法并非独行独用，要根据临证灵活选用，塞流、澄源可并用，澄源可兼固本，复旧亦当求因。临证多变，方切中要害。

崩漏（肾虚血瘀）

陈某，女，37 岁，律师。

初诊 2021 年 7 月 16 日。

主诉 月经量少、淋漓不尽伴痛经 13 年。

缘患者于 13 年前开始出现月经量减少、经行腹痛，外院求诊，诊断为"子宫腺肌症"，间断治疗，未能痊愈。今求诊中医，刻下症：月经量偏少，淋漓不净，色暗，质黏稠，伴血块，经前头额、双乳及小腹胀痛，间有倦怠无力、口苦、喜叹息，脐中觉冷，夜难入寐，梦多，夜尿 1～2 次。舌淡紫，苔少，脉细。孕 2 产 1。月经：14 岁初潮，8～20 日净，28～35 日一行，LMP：2021 年 7 月 2 日。

辅助检查：2021 年 7 月 16 日子宫附件彩超示：子宫腺肌症（内源性的子宫内膜异位症）、左侧附件区囊肿。

中医诊断 ①崩漏；②痛经（肾虚血瘀）。

西医诊断 子宫腺肌症。

四诊合参，本病属"崩漏""痛经"范畴，证属肾虚血瘀。缘患者正值五七，其三七肾气平均之时，即出现月经量少之证，可为先天不足或耗损过度所致，可见经量少，胞宫失于温养则脐中觉冷。长期经量偏少，经血淋漓不尽，不能宛陈出新，久之成瘀，胞宫脉络不通，不通则痛，故见经行腹痛，经色偏暗，质黏稠，伴血块；肝经痹阻，可见双乳及小腹胀痛，口苦、喜叹；离经之血阻于头部，则经前头额疼痛。肾虚则脐中觉冷，夜尿频多。舌脉均为本证之象。治以补肾养血、祛瘀止血，以自拟方"调经方"加减，遣方如下：

菟丝子 15 g	炒白芍 10 g	女贞子 15 g	山茱萸 15 g
阳起石 20 g	黄芩 10 g	川芎 10 g	茯苓 10 g
牡蛎 25 g	龙骨 25 g	黄芪 30 g	紫石英 15 g
柴胡 10 g	知母 10 g	郁金 10 g	当归 10 g
薄荷 10 g	党参 15 g	阿胶 9 g	荆芥炭 10 g
地榆炭 10 g	仙鹤草 10 g	延胡索 15 g	炙甘草 6 g
熟地黄 10 g	桑寄生 20 g	艾叶炭 10 g	焦栀子 10 g

共 5 剂，水煎服，日 1 剂。

二诊 2021 年 7 月 23 日。

血止，感疲乏，轻微腹痛。舌暗，苔薄白，脉沉弦。缘患者出血日久，耗伤气血，脾肾两亏，故见疲乏无力，瘀滞未尽，故仍感轻微腹痛。经活血化瘀止血治疗，瘀滞已除大半，故出血止。出血久，气血不足，脾肾两亏，治当健脾益肾，活血调经，固本复旧。方剂组成：

生黄芪 30 g	焦白术 15 g	炒山药 15 g	白芍 15 g
党参 15 g	紫丹参 20 g	当归 15 g	砂仁 10 g
柴胡 12 g	薄荷 6 g	续断 15 g	山茱萸 15 g

共 7 剂，水煎服，日 1 剂。

随访 3 个月，月经恢复正常、痛经缓解。

体会 肾藏精、主生殖，本例患者年 37，已患 "月经量少、淋漓不尽伴痛经" 13 年，即 24 岁左右即出现月经过少之证，《素问·上古天真论篇》曰："女子七岁，肾气盛，齿更发长；二七而天癸至，任脉通，太冲脉盛，月事以时下，故有子；三七，肾气平均，故真牙生而长极；……七七，任脉虚，太冲脉衰少，天癸竭，地道不通，故形坏无子也。" 患者正值三七，肾气平均之时，出现月经量少之证，可为先天不足或耗损过度所致，可见经量少，点滴即净，胞宫失于温养则脐中觉冷。长期经量偏少，经血淋漓不尽，不能宛陈出新，久之成瘀，胞宫脉络不通，不通则痛，故见经行腹痛，经色偏暗，质黏稠，伴血块；肝经痹阻，可见双乳及小腹胀痛，口苦、喜叹；离经之血阻于头部，则经前头额疼痛。肾虚则脐中觉冷，夜尿频多。是故脾肾亏虚则统摄无权，致血不循经而妄行，离经之血必有瘀滞，瘀血内阻，恶血不去，致新血不生，血难归经，故出血色暗有血块，不通则痛，则见小腹胀痛，其伴症及舌脉为气虚血瘀之象。

《傅青主女科》云："血乃中州脾土所统摄，脾不统血，是以崩漏，必治中州也。" 血生于脾，行于脉中，运行需气的推动，脾气充盛，则脾主统血功能正常，血液畅流不息。首诊方中予补肾、止血药物同用，补肾则使其恢复封藏之本，同时予止血药物塞流，方中予菟丝子、女贞子、山茱萸、阳起石、桑寄生、熟地黄以补肝肾、固封藏；荆芥炭、地榆炭、艾叶炭、焦栀子、仙鹤草止血塞流；阿胶补血止血；少佐当归、川芎以活血，使血止而不留瘀；又患者睡眠欠佳，故以牡蛎、龙骨收敛固涩，合茯苓以宁心助眠；同时予延胡索活血止痛，紫石英温肾暖宫；柴胡、知母、郁金、薄荷、白芍疏泄肝气；黄芪、党参、炙甘草匡扶正气；纵观全方，补泻合用，以补肾封藏为本，兼以祛瘀、止血、疏肝、助眠，同时匡扶正气，共奏补肾养血、祛瘀止血之功，药5剂则血止。二诊以稳固脾肾为方，方中大量生黄芪、焦白术、炒山药、党参补气健脾，砂仁醒脾，山茱萸、白芍柔肝，柴胡、薄荷疏肝，紫丹参、当归、续断活血化瘀，效果甚佳。间或治疗3个月，随访月经恢复正常、痛经缓解。

闭经（肝郁脾虚，气滞血瘀）

邓某，女，32岁，银行职员。

初诊 2021年9月14日。

主诉 闭经7年。

患者有闭经病史7年，外院妇科诊断为"多囊卵巢综合征"，2020年3月服用促排卵药人工受孕产下1女，产后月经一直未如期而至，2021年6月、8月先后服用地屈孕酮、黄体酮催经，因不能耐受西药副作用，欲中药调理故前来就诊。平素疲倦乏力，易郁闷，常叹气，胸胁胀痛，腹胀、纳差食少，眠可，大便干结，小便正常。既往月经规律，28日一行，1周净，量中，无痛经。LMP：2021年8月26日。结婚4年，G1P1A0，白带无异常。面色晦暗，舌暗苔白腻，脉弦细弱。

中医诊断 闭经（肝郁脾虚，气滞血瘀）。

西医诊断 多囊卵巢综合征。

本案例患者精神忧郁，两胁胀痛，纳差脘满，乏力等是肝郁脾失健运的症状，面色晦暗、舌暗为瘀血内阻之症。故在治疗时应用疏肝健脾，活血通经之法，自拟疏肝健脾活血方加减：

柴胡10 g	姜半夏10 g	黄芩10 g	川芎5 g
桃仁10 g	当归尾15 g	延胡索15 g	郁金10 g
党参15 g	白术15 g	山药30 g	茯苓20 g
香附10 g	白芍30 g	桂枝10 g	益母草15 g

7剂，水煎服，日1剂。

患者服前方后，胁痛、腹胀、胃口好转，偶有下腹坠胀感，心情烦闷，复诊守前方加减，结合情志疏导治疗2个月后，于2021年12月1日月经自然而至，经色深红，量中等，少许腰酸，月经1周净，前方续加益智、杜仲、枸杞子、补骨脂等滋补肾阴肾阳之品，健脾补肾共奏，调补冲任以善其后。2022年1月1日月事如期而至，复诊时见患者喜形于色，精神食欲好，睡眠佳，无诉特殊不适，欲进一步中药调理备孕。

体会 闭经病因与六淫、七情、饮食及先天不足有关，病机为肝失疏泄，血行不畅，瘀血阻滞，肾精亏损，冲任失调，脾虚失运，气血生化乏源。《素问·阴阳别论》记载："二阳之病发心脾，有不得隐曲，女子不月。"由此可见，闭经与情志不畅而致脾胃病有关。薛立斋曰："血者，水谷之精气也，和调五脏，洒陈六腑。在男子则化为精，在妇人则上为乳汁，下为月水。"肝之气机条畅，则脾胃纳运正常，气血生化则有源。若过思伤脾，脾胃纳运失职，则气血化生失司，而致血枯发为闭经。

本病以虚证或虚实夹杂为主，单纯实证极为少见，肝气不舒，脾失健运，由此而产生的气虚、气郁、寒凝、痰湿是导致瘀血内停，形成闭经的关键。治疗本病需遵循"审因辨证，治病求本"的原则，以疏肝开郁，活血化瘀治其标，益气健脾，调补冲任治其本为总则。脾胃健旺，肾精充盛，郁开经通，则气血自渐生，瘀血得除，天癸泌至。在脏腑辨证的基础上，需同时注重从气血论治。如《女科撮要》曰："其过期而至者，有因脾经血虚，有因肝经血少，有因气虚血弱。"血为月经的物质基础，女子以气血为根本，气为血之帅，血为气之母，二者相互依存、相互滋生，致使气血调畅，冲任通盛，经水得以正常来潮。临床上常分为气病或者血病，治疗时应调理气血、调畅冲任。

本案例为肝郁脾虚、气滞血瘀型闭经，自拟方是由柴胡疏肝散、逍遥丸、桃仁四物汤3方加减组成，方中柴胡、香附、郁金、黄芩、半夏疏肝利胆，解郁调气；当归尾、川芎、桃仁、益母草、延胡索活血化瘀，理气通经；桂枝、白芍养血调经；党参、白术、山药、茯苓益气健脾。综上，全方具有疏肝健脾，活血通经之效，法中病机，药达病所，使肝气舒畅，冲任通，经血下行，诸症自消，故能获效。但在辨证施治的同时，更要重视精神疗法，使患者戒躁怒，去忧抑，性情开朗，力求能做到"移情，易性"以消除气滞血瘀的病因。

闭经（气血亏虚，瘀血阻滞）

刘某，女，38岁，公务员。

初诊 2021 年 7 月 26 日。

主诉 月经减少 2 年，停经半年。

患者于 2 年前无明显诱因开始出现月经量逐渐减少，至半年前出现停经，至今未潮，曾于外院就诊，2021 年 6 月 19 抗缪勒氏管激素定量：0.74 ng/ml，诊断为卵巢功能衰竭，患者因不耐受西药，要求中医治疗，故求诊。刻下症：面色萎黄，四肢怕冷，性欲淡漠，阴毛脱落，伴烦躁，腰酸软，易疲劳，口干不欲饮，纳可，眠一般，大便调，小便数。G3P2A1。舌淡暗，苔白，脉沉涩。

辅助检查：2021 年 6 月 19 日抗缪勒氏管激素定量：0.74 ng/ml。

中医诊断 闭经（气血亏虚，瘀血阻滞）。

西医诊断 卵巢早衰。

患者血虚气弱，冲任失养，血海空虚，以致月经停闭，血虚不荣固面色萎黄，阳气不达固四肢怕冷，腰酸软、性欲淡漠、毛发脱落均为气血不足，精血亏虚之症，舌淡暗、脉沉涩均为瘀滞之象，四诊合参，证属气血亏虚、瘀血阻滞，治疗以益气养血，活血化瘀调经为法，遣方如下：

酒川芎 10 g	当归尾 10 g	白芍 10 g	熟地黄 15 g
醋香附 15 g	桃仁 5 g	醋莪术 10 g	干益母草 10 g
醋三棱 10 g	桂枝 10 g	砂仁 15 g	炙甘草 10 g
醋延胡索 15 g	山药 20 g	鸡内金 15 g	党参 15 g
盐杜仲 10 g	川牛膝 10 g	茯苓 5 g	姜厚朴 10 g
升麻 15 g	黄芪 20 g	陈皮 5 g	山楂 5 g

共 7 剂，水煎服，日 1 剂。

二诊 2021 年 8 月 2 日。

精神好转，余症同前，前方加鸡血藤 20 g 补血活血。共 7 剂。

三诊 2021 年 8 月 9 日。

患者诉腰酸甚，夜尿 1～2 次，予覆盆子 15 g，续断 15 g，盐菟丝子 10 g，盐金樱子 15 g 加强补肾固肾，余药同前续服 1 个月。

四诊 2021 年 9 月 13 日。

腰酸、怕冷缓解，入睡难，加予百合 10 g，莲子 20 g 助眠。服用 1 个月。

五诊 2021 年 10 月 18 日。

阴道少量出血，守法随症加减治疗 3 个月。患者逐渐恢复每月行经，经量较少，再持续中药调治半年余，月经如常。

体会 患者闭经半年余，伴易倦、腰酸、怕冷等症，结合性激素测定，西医诊断卵巢功能衰竭。中医诊断闭经，依其舌、脉、症，辨证为气血亏虚，瘀血阻滞。《兰室秘藏》曰："妇人脾胃久虚，或形羸气血俱衰，而致经水断绝不行。"而长期闭经，性欲淡漠，必致肝气不舒，瘀血留滞。故不可一味峻补，反而留邪，而阻滞精血。因此当细辨虚实。

方中川芎、当归尾、白芍、熟地黄补血活血，党参、茯苓、炙甘草益气健脾益气，为八珍汤之义，功能大补气血；加桃仁、益母草增强活血化瘀之效，引药至胞宫；又病程日久，瘀阻胞宫，故予莪术、三棱破血逐瘀，杜仲、川牛膝补肝肾，香附、厚朴、陈皮行气导滞，使诸药力彰，同时予黄芪、山药大补脾气，升麻升举，以强正气。鸡内金、砂仁、山楂防药滋腻。诸药合用，奏补益气血，活血行气之效。

目前卵巢功能早衰的发病有上升趋势，发病年龄降低，临证应强调肝肾、气血为本，以正气托底，再予以菀陈出新之药，标本同治。

闭经（肾虚湿热，痰瘀互结）

吴某，女，31 岁，专业技术人员。

初诊 2021 年 5 月 29 日。

主诉 闭经 3 年。

患者于 2015 年开始月经错后，至 2018 年 4 月经闭止，其间间断使用激素治疗，2020 年 2 月停药，而后月经未如期而至，故求诊中医，刻下症：形体肥胖，唇毛较重，双乳鑫毛，面部痤疮。易感疲劳，四肢沉重，偶腰酸，下腹坠痛，纳差，口干口苦，喜冷饮，小便黄，大便偏烂。舌胖淡，苔白腻，脉细滑。月经初潮 14 岁，经期 4～5 日，周期 30 日，量中，带下稍黄，无痛经，未婚未育。

实验室检查：2021 年 5 月 29 日性激素 6 项。睾酮升高，LH/FSH＞2～3。

中医诊断 闭经（肾虚湿热，痰瘀互结）。

西医诊断 ①继发性闭经；②多囊卵巢综合征。

患者停经 3 年，证属祖国医学"闭经"范畴，证属"肾虚湿热，痰瘀互结"。患者先天肾气不足，生长发育过程失于调养，又好肥甘厚味，致湿热内生，湿浊阻滞冲任血海，发为闭经。肾虚不足，故见腰酸，湿热阻滞，故易疲劳、四肢沉重、口干口苦。舌胖淡，苔白腻，脉细滑均为肾虚湿热之证。治疗以补肾健脾，清利湿热为法。拟苍附导痰汤加减，遣方如下：

黄芩 15 g	茵陈 20 g	茯苓 10 g	山药 25 g
桂枝 10 g	北柴胡 15 g	薏仁 50 g	苍术 15 g
红花 5 g	法半夏 10 g	川牛膝 10 g	香附 10 g
砂仁 15 g	炙甘草 5 g	陈皮 5 g	麸炒枳壳 15 g

7 剂，水煎服，日 1 剂。

二诊 2021 年 6 月 5 日。

服前方后诉疲劳、四肢沉重、口干口苦等症好转，仍见下腹痛、腰酸，舌淡胖，苔薄白，脉沉，故以补肾调冲、化痰祛瘀为法。予苍附导痰汤合桂枝茯苓丸加减，遣方如下：

苍术 15 g	桂枝 10 g	茯苓 20 g	醋香附 10 g
麸炒枳壳 15 g	陈皮 5 g	牡丹皮 10 g	白芍 10 g
赤芍 10 g	皂角刺 10 g	益母草 15 g	茺蔚子 10 g
鸡血藤 30 g	三棱 15 g	制香附 15 g	泽泻 30 g
泽兰 30 g	川牛膝 60 g	菟丝子 30 g	桃仁 15 g
莪术 15 g			

7 剂，水煎服，日 1 剂。

三诊 2021 年 6 月 12 日。

患者服药后，出现阴道少量出血，持续 3 日干净，故现以补肾调冲为重，前方基础上酌减皂角刺、白芍、牡丹皮等，加予黄芪 30 g，桑寄生 15 g，盐桑椹 15 g，熟地黄 10 g 以益肾气、补肾精。

宗上法出入，随症侧重，湿滞反复则重用苍附导痰为主，按阴道出血日期算月经周期，经前则以桂枝茯苓丸为主，酌加莪术、三棱、益母草、茺蔚子、王不留行、路路通等破血逐瘀、活血通经之品，继续周期治疗 5 个月，患者逐渐恢复月经周期性，经量仍偏少，再予膏方调服 3 个月，月经调，诸症蠲而告愈。

体会 本案为多囊卵巢综合征所致闭经，证属肾虚湿热，痰瘀互结。患者先天肾气不足，生长发育过程失于调养，又好肥甘厚味，致湿热内生，湿浊阻滞冲任血海，发为闭经。《女科切要·调经门》曰："肥白妇人，经闭而不通者，必是湿痰与脂膜壅塞之故也。"清代竹林寺僧《竹林女科证治》卷一曰："形肥痰热经闭：肥盛之妇，躯脂迫塞，痰涎壅盛，血滞而经不行。"本案女性形体肥胖，恣食厚味，脾虚失运，湿聚痰生，肾失蒸腾，痰湿壅遏胞脉，久而积瘀，痰瘀互结，冲任不畅，故经闭不行，治疗当补肾健脾，清利湿热。

首诊见其湿滞重，拟苍附导痰汤主之，方中香附为"气病之主司，女科之主帅"，可行气解郁和血，苍术燥湿健脾，两者共为君；法半夏燥湿化痰，陈皮理气健脾、燥湿化痰，茯苓利水渗湿、健脾宁心，合二陈汤之意，共同加强祛痰之功；黄芩、茵陈清热祛湿；重用薏苡仁、山药健脾利湿；砂仁行气醒脾，枳壳、柴胡行气疏肝，使气机畅达，痰湿得化；桂枝温阳通脉，旨在蒸腾气化水湿；少佐红花活血通经，祛瘀止痛，甘草调和为使。全方共奏开痰散瘀、行气导滞之功。首诊后患者湿滞稍缓，故二诊改予苍附导痰汤合桂枝茯苓丸加减，方中桂枝入营卫，辛温化气行水，又能走表，温阳化气、温通经脉；白芍入血分，养血柔肝，助桂枝调和营卫，入肝经，助桂枝疏郁散瘀而不伤正；牡丹皮散血行瘀而退瘀热；桃仁破恶血、消癥瘕、活血逐瘀；茯苓健脾利湿，血行则水行，意在化瘀消癥。酌加益母草、茺蔚子、莪术、三棱、泽兰等活血化瘀通经，诸药合用，有气血同治，活血化瘀，消癥止痛，调气和血之功效。三诊后患者少量见血，此时未可告捷，继而以补肾调冲为法，以黄芪、桑寄生、桑椹、熟地黄等益肾气、补肾精。宗上法出入，随症侧重，湿滞反复则重用苍附导痰为主，按阴道出血日期算月经周期，经前则以桂枝茯苓丸为主，酌加莪术、三棱、益母草、茺蔚子、王不留行、路路通等破血逐瘀、活血通经之品，继续周期治疗，配合膏方调治，终告愈。

痰湿为病阻碍经道而致经停者，其病位在脾肾，盖《景岳全书·痰饮》曰："五脏之病，虽俱能生痰，然无不由乎脾肾，盖脾主湿，湿动则为痰；肾主水，水泛亦为痰。故痰之化无不在脾，而痰之本无不在肾。"故健脾祛湿的同时，应注重补肾气使停聚下位之水湿得以温腾气化，此乃南粤之地治湿之妙。

闭经（气滞血瘀）

谢某，女，40岁。

初诊：2022 年 12 月 8 日。

主诉：闭经 6 个月。

患者自 2022 年 6 月行人工流产术后，月事不至，偶伴下腹刺痛。胃纳好，睡眠一般，大小便正常。月经初潮 12 岁，30 日一行，约 4 日净，LMP：2022 年 4 月 5 日，G2P1A1。舌暗苔薄白，舌下瘀络显著，脉涩。辅助检查：2022 年 6 月 21 日彩超示子宫前壁、后壁肌层回声不均匀，光点增粗增强，后壁肌层见 1 个低回声团，大小约 28 mm×22 mm，边界清，内部回声分布均匀，考虑子宫腺肌症伴肌瘤。

中医诊断　闭经（气滞血瘀）。

西医诊断　①继发性闭经；②子宫肌瘤。

缘患者因人流术后冲任亏损，胞宫无血可下，以及术后损伤经脉，冲任瘀阻，胞宫、胞脉壅塞，经血无路可行，故见月事不至，下腹刺痛。四诊合参，当属中医"闭经"范畴，证属气滞血瘀，治疗当以理气活血，祛瘀通经为法，遣方如下：

川芎 12 g	刘寄奴 30 g	苏木 10 g	凤仙透骨草 20 g
鸡血藤 20 g	桃仁 10 g	红花 10 g	全蝎 4 g
莪术 20 g	桑椹 30 g		

6 剂，水煎服，日 1 剂。

二诊　2023 年 3 月 23 日。

患者服药 10 余剂，月经来潮，经色暗红有血块，无腹痛等不适症状，故未复诊继续治疗。现超时仍未来潮伴乳房胀痛。继续依前方服用，考虑患者瘀化经通，但仍未得痊愈，续进 3 剂。

三诊　2023 年 7 月 1 日。

诉二诊服药后月经如常，无腹痛，今乳房胀痛、腰酸倦怠来诊。继续予活血行气，兼以温阳补肾为法。前方减桃仁、鸡血藤，加黄精 20 g、小茴香 6 g、菟丝子 30 g。继服 10 剂，诸症渐消。

体会　女子年逾 16 周岁，月经尚未来潮，或月经周期已建立后又中断 6 个月以上者，称闭经。前者称原发性闭经，后者称继发性闭经。《景岳全书·妇人规》曰："欲其不枯，无如养营；欲以通之，无如充之。"明确指出了由于血枯或血滞所致经闭的治疗原则。闭经病因不外乎虚实两端，虚劳多为血枯，实者多为血滞，治疗上当依"虚者补之，实者泻之"的法则。《金匮要略》称其为"因虚、积冷、结气"。血虚而闭者，先是不足于血，胞宫无血而下成闭经；继之，血虚则气亦亏虚，气虚推血无力滞停脉中则血瘀，形成虚中夹实。血实而闭者，通常因病程较长，导致久病实中夹虚。对于本病虚实夹杂，切勿呆补滥攻。纯补则碍邪，纯消则伤正，宜消补兼施，寓消于补，寓补于消。女子胞为奇恒之腑，既有藏精而不泻，又传化而不藏。

本方以桑椹、黄精、菟丝子温阳补肾生精；桃仁、红花、鸡血藤活血化瘀；刘寄奴、苏木、透骨草通经止痛；莪术辛散温通，既入血分，又入气分，破血散瘀，消癥化积，行气止痛。于补肾养血药物中合理气活血药，使补而不滞，气机通畅而经血得行。

痛经（肝郁肾虚）

刘某，女，21 岁，学生。

初诊 2021 年 7 月 5 日。

主诉 反复经行腹痛 2 年余。

患者近 2 年反复出现经行腹痛，下腹胀痛为主，痛甚时自行服用"布洛芬"等药物仍不能缓解，影响学习，故来求治。刻下症：腰酸、乳房胀痛，烦躁易怒，无口干，无怕冷，胃纳可，眠可，二便调。LMP：2021 年 6 月 9 日，量中，色红，5 日净，平素月经规律。舌淡红，苔白，脉弦涩。

辅助检查：子宫附件彩超未见明显异常；性激素 6 项无异常。

中医诊断 痛经（肝郁肾虚）。

西医诊断 原发性痛经。

患者痛经 2 年余，以下腹胀痛为主，伴乳房胀痛，加之平素性易暴躁，辨为肝气郁结，因肝经循少腹、乳房而行，肝气郁滞，经络痹阻可见局部胀痛；又伴腰酸，为肾阴不足见症。治以疏肝滋肾，行气止痛。遣方如下：

北柴胡 15 g	当归 10 g	郁金 10 g	麸炒枳壳 10 g
醋香附 10 g	醋延胡索 10 g	白芍 10 g	陈皮 5 g
炙甘草 5 g	党参 20 g	麸炒白术 15 g	茯苓 10 g
薏苡仁 60 g	山茱萸 15 g	熟地黄 15 g	鸡内金 15 g
姜厚朴 15 g	盐桑椹 20 g	砂仁 15 g	桂枝 10 g

共 7 剂，水煎服，日 1 剂。

二诊 2021 年 7 月 12 日。

服药后 7 月 10 日月经来潮，本次月经腹痛较前减轻，继续当前药方治疗，嘱其至少随诊 3 个月经周期。

三诊　2021 年 7 月 19 日。

前方加减配制膏方 2 料，电话随访未诉痛经发作。

体会　本案患者痛经 2 年余，以下腹胀痛为主，伴乳房胀痛，加之平素性易暴躁，辨为肝气郁结，因肝经循少腹、乳房而行，肝气郁滞，经络痹阻可见局部胀痛；又伴腰酸，为肾虚见症。《景岳全书·妇人规》："经行腹痛，证有虚实，实者，或因气滞……"所论气滞型痛经，治宜行气止痛，疏肝滋肾。

本病病位在肝经，为气机失常所致，治疗上需注重气机畅达，从肝论治，故方药由柴胡疏肝散加减主之，君药柴胡归肝胆经，疏肝解郁；臣以陈皮、枳壳、香附、厚朴增强行气之效，佐以白芍、甘草柔肝止痛。又以当归、延胡索、桂枝活血止痛；同时予四君子汤益气健脾，合薏苡仁、砂仁以健脾胃之本、运化消积。《医学衷中参西录》曰："鸡内金，鸡之脾胃也，为健脾胃之妙品，脾胃健壮，益能运化药力以消积也。"佐以山茱萸、熟地黄、桑椹滋补肝肾，诸药合用，共奏疏肝滋肾，活血行气止痛之效。

痛经（寒凝气滞，肝郁肾虚）

吕某，女，35 岁，银行职员。

初诊　2021 年 1 月 30 日。

主诉　反复经期腹痛 2 年余。

缘患者于 2 年前因"宫外孕"行手术治疗后，反复于经前 2～3 日开始出现腹痛，持续至经期第 3 日后腹痛缓解，以局部冷痛、胀痛为主，得温痛减，经行量少，色暗而淡，有瘀块。平素工作生活压力较大，易发脾气，纳差，夜寐欠佳。刻下症：正值经期，与人争吵，而后出现小腹坠胀冷痛明显，胸中闷，欲呕，两胁及乳房胀痛，腰膝酸软，纳差，夜寐欠佳，大便畅，夜尿 2～3 次。舌质暗，苔薄白，脉沉细涩。月经经期 7 日，周期 28 日。LMP：2021 年 1 月 29 日，G2P1A1。

中医诊断　痛经（寒凝气滞，肝郁肾虚）。

西医诊断　痛经。

患者经行腹痛，当属中医"痛经"范畴，缘患者宫外孕术后摄生不慎，感受风冷寒湿客于冲任、胞宫，以致胞宫、冲任气血凝滞，又因情志抑郁，肝失条达，肝气郁滞，气滞血瘀，"不通则痛"，故于经前及经期小腹冷痛坠胀；血为寒凝，故经色暗，有瘀块；肝气犯胃，故见纳差；肝肾不足，胞宫失养，故经量少而色暗淡、腰膝酸软，脑失所养，见夜寐不安；舌质暗，苔薄白，脉沉细涩均为"寒凝气滞，肝郁肾虚"之证，以温经散寒，疏肝益肾为法，遣方如下：

肉桂 5 g	益母草 15 g	鸡内金 15 g	麸炒白术 15 g
茯苓 10 g	吴茱萸 10 g	山茱萸 15 g	熟地黄 15 g
牡蛎 25 g	姜厚朴 15 g	砂仁 15 g	北柴胡 15 g
桂枝 10 g	法半夏 10 g	当归 10 g	郁金 15 g
麸炒枳壳 15 g	醋香附 15 g	醋延胡索 15 g	白芍 10 g

共 3 剂，水煎服，日 1 剂。服 1 剂后诉已无腹痛，经量较多，嘱其煎汤代饮，缓缓服用。若经量继续增多则停服。注意保暖，勿食生冷。

二诊 2021 年 2 月 7 日。

初诊服药后患者腹痛缓解，予前方酌减活血止痛之药，酌加疏肝滋肾、活血养血之桑椹、女贞子、黄精、鸡血藤、三七、川芎等。共 7 剂，日 1 剂，温服。嘱其经前 7 日复诊。经前再复予温经通络，行气止痛之药，如此重复治疗 3 个月经周期后患者痛经告愈，诸症蠲。

体会 《诸病源候论》卷三十七曰："妇人月水不通者，由劳损血气，致令体虚受风冷，风冷邪气客于胞内，伤损冲任之脉，并于手太阳、少阴之经，致胞络内绝，血气不通故也。"患者经前腹部冷痛坠胀，得温痛减，兼有胸闷欲呕，考虑为宫外孕术后胞脉失养，寒客冲任，故予吴茱萸散寒止痛，降逆止呕，肉桂散寒止痛、活血通经，桂枝温通经脉，益母草活血调经，当归活血养血，醋香附、麸炒枳壳、醋延胡索行气止痛，鸡内金、麸炒白术、砂仁护胃止呕，诸药合用，奏行气散寒止痛之效。但因前方虽药投痛止，终为扬汤止沸之效，仍需追根溯源，求因治本。患者曾 2 年前行手术治疗，而后出现经期腹痛，乃经脉损后留瘀，又患者素有肝气不舒，加之旧伤损及肾精，故予疏肝滋肾、活血养血为主，肝气有余，可滋肾阴以涵之，为滋水涵木之意；予熟地黄、山茱萸、桑椹、女贞子、黄精等恰中病机；益母草、鸡血藤、三七、川芎活血化瘀。如此周期治疗后，痛经愈，诸症蠲。

总结痛经临证要点如下：痛经分虚实，但现代女性因社会分工变化，精神压力大，虚劳过度，故常苦肝肾，而致肝郁肾虚之体，故痛经究其本源，实者多从肝治，虚者多从肾治，同时注意冲任、胞宫病史，用药宜调摄气血消长，使肝肾协调，冲任固守，气血调和，则痛经无以犯。

痛经（肾阳亏虚，瘀阻胞宫）

梁某，女，41岁，职员。

初诊 2021年12月25日。

主诉 反复月经前及行经腹痛多年。

缘患者素来怕冷，每于月经前2～3日开始即感腰腹冷痛，四肢冰冷，经至则痛甚，影响学习及工作，服用"布洛芬"等药物亦不能缓解大半，须覆以热水袋方觉舒缓，严重时伴恶心呕吐，全身冷汗。曾多次外院就诊，疗效欠佳。故来诊。刻下症：面色淡白，四肢怕冷，偶感小腹痛，喜热饮。纳眠可，二便调。LMP：2021年12月11日，量中，色暗，夹血块，块下痛减。舌淡红，舌体瘀斑，苔薄白，脉弦细。

中医诊断 痛经（肾阳亏虚，瘀阻胞宫）。

西医诊断 原发性痛经。

四诊合参，本病属中医"痛经"范畴，证属"肾阳亏虚，瘀阻胞宫"。缘患者经前、经期腰腹冷痛，四肢怕冷，排出瘀块后痛减为其主要特征，舌淡红，苔薄白，舌体瘀斑，脉弦细，为肾阳亏虚，经血瘀滞之证，当于经前温肾散寒，活血止痛。遣方如下：

醋延胡索15 g	盐杜仲15 g	川牛膝15 g	鸭脚艾10 g
麸炒白术15 g	醋莪术20 g	盐菟丝子15 g	淫羊藿10 g
升麻15 g	黄芪20 g	补骨脂30 g	酒川芎10 g
当归尾15 g	净山楂10 g	熟地黄15 g	桃仁10 g
干益母草20 g	盐桑椹15 g	桂枝5 g	

14剂，水煎服，日1剂。饭后温服。

二诊 2022年1月15日。

首诊服药后，于2022年1月11日月经来潮，诉该次经前、经期腹痛、怕冷减轻，血块明显减少。但见仍有恶心欲呕，故前方加吴茱萸10 g、干姜5 g温经止呕，去桂枝，改予肉桂5 g，焗服，以增强温阳散寒之力。经前连服7日，日1剂。

三诊 2022年2月14日。

服药后于2022年2月10日月经至，经前无腹痛，行经腹痛已减大半，经行无血块，色仍偏暗，怕冷、腰酸痛等症愈。前方酌减破血逐瘀之莪术等，少佐麦冬、石斛等以防温燥太过，随症加减，继续中药治疗。

守此法随症加减，继续治疗3个月经周期后告愈。

体会 本案例为肾阳亏虚，瘀阻胞宫型痛经，患者素来怕冷，经前、经期腰腹冷痛，四肢怕冷，排出瘀块后痛减，《景岳全书·妇人规·经期腹痛》曰："经行腹痛，证有虚实……然实证多于未行之前，经通而痛自减；虚证多痛于既行之后，血去而痛未止，或血去而痛益肾。大都可按、可揉者为虚。拒按、拒揉者为实。"患者于经前2至3日开始即感腰腹冷痛，四肢冰冷，得热痛减，治疗以温肾散寒、活血止痛。

方中淫羊藿、杜仲、牛膝、菟丝子、补骨脂温补肾阳，黄芪、升麻托举阳气，益其温阳之力；川芎、当归尾、桃仁、益母草、山楂、莪术、鸭脚艾活血痛经，桂枝温通经脉，助其温经之效；桑椹、熟地黄滋阴制燥；延胡索活血止痛；诸药合用，奏温肾散寒、活血止痛之效。二诊经行血块减少，乃瘀血得化之象，仍有恶心欲呕，为中寒甚，故酌加吴茱萸、干姜温经止呕；三诊痛经减大半，月经无血块，随症加减，如此治疗3个月经周期，而后痛经渐愈。

本案肾虚为本，瘀阻为标，因病程日久，故先予温阳祛瘀，使旧瘀归经，胞宫脉络复畅，再补肾助阳、填精益肾，使经水充盈，通则不痛，故乃愈。

经行腹痛（脾肾不足，肝郁气滞）

韦某，女，41岁。

初诊 2021年11月9日。

主诉 腹痛2年余。

患者诉2年前开始出现少腹右侧坠胀痛，月经前后及行经期间疼痛明显，疼痛绵绵，平素月经周期规律，量多，色淡，血块多，经前两乳胀痛，常有月经拖沓，10～12日净，平素易倦懒言、腰酸、怕冷，纳眠欠佳，二便调。10月22日有药流史，阴道出血至11月4日方净，G5P3A2。舌淡红苔白，脉细弱。

中医诊断 经行腹痛（脾肾不足，肝郁气滞）。

西医诊断 继发性痛经。

患者有多次胎产史，近期兼有药流史，阴血消耗过多，后天未能及时补给，气血亏虚，肾阴不足，胞宫失养而致经行腹痛。脾肾不足，血失统摄，冲任不固，则经血量多、经期延长；气虚血少，中阳不振，则倦怠怕冷，肾虚精血不足，腰府失荣故腰酸；气滞血瘀、肝经不畅，故乳房胀痛。以健脾补肾，疏肝行气为治：

薏苡仁 30 g	山药 30 g	砂仁 15 g	陈皮 5 g
茯苓 10 g	莲子 15 g	党参 20 g	黄芩 10 g
白芍 30 g	延胡索 20 g	郁金 10 g	姜半夏 10 g
柴胡 15 g	香附 10 g	枳壳 10 g	补骨脂 30 g
威灵仙 20 g	覆盆子 10 g		

7 剂，水煎服，日 1 剂。

二诊 2021 年 11 月 16 日。

服药 7 日后右下腹坠胀痛减半，疲倦感明显减轻，仍有腰酸怕冷，前方加益智 15 g，乌药 10 g 以温补肾阳，行气止痛，共 14 剂。

三诊 2022 年 1 月 4 日。

诉 11 月 27 日月经至，右下腹疼痛、经前乳痛消失，经量中等，血块较前减少，无腰酸，月经未净，畏寒减轻。守前方续服 14 剂。

门诊继续守法调治 3 个月后，腹痛未再发，月经规律，经量正常，腰酸好转，精力明显改善，纳眠二便均正常。

体会 中医学对经行腹痛的描述始见于张仲景《金匮要略·妇人杂病脉证并治》："带下，经水不利，少腹满痛。"元·朱震亨《金匮钩玄·卷之三·妇人科·经水》指出："经候将来而作痛者，血实也。"《傅青主女科·调经》曰："经欲行而肝不应，则抑拂其气而疼生。"《河间六书》曰："天癸既行，皆从厥阴论之。"肝气郁结，或肝血不足，则气血瘀阻，经脉不利，均可引发痛经。妇女一生中所经过的经、带、胎、产、乳五个生理阶段均以耗血为主，血属于阴，当阴血消耗过多，后天未能及时补给，妇女便易形成阴虚体质，阴虚生内热，热灼津液，而致经行腹痛。或肝肾不足，肝郁肾亏，导致腹痛。《傅青主女科》曰："盖肾水一虚则水不能生木，而肝木必克脾土，木土相争，则气必逆，故尔作疼。"

妇人经行腹痛与肝、脾、肾有着密切的关系，痛经的基本表现为痛，而痛者基本上都会有阻滞之病机，疏通为其根本治则，而气机的阻滞离不开肝之疏泄失职，治疗中疏肝活血必不可少。该例患者多次胎产史，近期兼有药流史，属气血亏虚，气滞血阻，脾肾不足，肝郁气滞之虚实夹杂证，治疗上以健脾补肾，疏肝行气为法。故选柴胡疏肝散为主方，方中柴胡、郁金、半夏、黄芩疏肝解郁、通调少阳；延胡索、香附、乌药既可散去肝经之寒邪，又能疏肝气之郁滞；白芍养血柔肝止痛；党参、山药、茯苓、薏苡仁、砂仁健脾和胃，渗湿利水；补骨脂、益智、覆盆子温补肾阳、补益精气。全方标本兼顾，疏肝活血，脾肾同治，达到气血充盈，经脉通畅，通则不痛的目的。

经行头痛（肝经气滞，瘀阻清窍）

冯某，女，36 岁，职员。

初诊 2021 年 7 月 25 日。

主诉 经期头痛 5 年余。

缘患者 5 年前产后不慎受凉，致头痛甚，未予调治，而后每遇经期发作。平素月经规则，量适中，色深红夹血块，偶痛经，月经前头痛，以双侧颞部、巅顶刺痛为主，伴呕吐，至行经 2 日后方可缓解。经前烦躁易怒。刻下症：巅顶头痛，呈刺痛、胀痛感。LMP：2021 年 6 月 29 日。舌暗红，舌体瘀点，苔白，舌边尖红，脉沉细。

中医诊断 经行头痛（肝经气滞，瘀阻清窍）。

西医诊断 偏头痛。

本案属祖国医学"经行头痛"范畴，证属"肝经气滞，瘀阻清窍"。缘患者曾产后受凉，瘀血阻窍，失于调治而成旧疾，经行之际，气血下注冲任，不足以濡养清窍，加之旧瘀阻之，每遇经期，肝经郁滞，引动头部旧瘀，故每行经则痛甚。舌脉为本证之象，治以行气疏肝，化瘀止痛。遣方如下：

酒川芎 10 g	当归尾 10 g	白芍 10 g	熟地黄 15 g
醋香附 15 g	醋莪术 15 g	桂枝 15 g	北柴胡 15 g
炙甘草 15 g	醋延胡索 15 g	党参 15 g	川牛膝 10 g
麸炒白术 15 g	山楂 5 g	吴茱萸 10 g	郁金 10 g

7剂，水煎服，每日1剂。嘱患者经前7日复诊。

二诊 2021年8月1日。

LMP：2021年7月29日，诉服药后当次经前头痛稍缓解，无恶心呕吐，月经色鲜，少量血块。守前方，经前连服7日。

三诊 2021年8月30日。

LMP：2021年8月28日，继续经前服药，头痛进一步减轻，守前法，随症加减。服药3个月经周期经期头痛得愈，改予膏方调服，继续调治半年，经期再无头痛。

体会 本案例为"肝经气滞、瘀阻清窍"证经行头痛，病机关键为气机不畅、瘀血阻窍，故治疗当行气疏肝，化瘀止痛。

方中香附、郁金、柴胡行气疏肝；川芎、归尾、莪术、山楂活血化瘀，桂枝助其温通之力；白芍、熟地黄滋养阴血防燥；党参、白术稳健脾胃；吴茱萸、柴胡为厥阴、少阳头痛引经药；炙甘草调和诸药。诸药合用，奏行气疏肝、化瘀止痛之效。二诊后经期头痛缓解，效不更方，三诊基本得愈，后继续膏方调服半年。

经行头痛，除治头痛外，仍要以调经为要。患者此疾因胎产后不慎受凉而起，而后竟每于行经之时必作，故本案经三诊后头痛虽愈，仍要继续调经，整体调治，方显中医之本。

经行头痛（肝郁化火，瘀血阻络）

吴某，女，42岁。

初诊 2022年3月21日。

主诉 反复头痛5年余。

患者诉近5年多来反复头痛，胀痛为主，以双侧太阳穴为主，月经前后发作明显，头痛加重时伴呕吐，平素月经周期23～28日一行，经量少，3日净，经色暗，有血块，经前乳房胀痛，伴烦躁易怒，口干，精神疲倦，睡眠差，入睡难，易醒，纳可，大便欠畅通，2～3日一行，小便正常。G3P2A1，LMP：2022.3.15，既往第一胎有产后大出血、乳腺结节、甲状腺结节病史。舌暗红，苔微黄腻，脉弦细。

中医诊断 经行头痛（肝郁化火，瘀血阻络）。

西医诊断 经期前后综合征。

患者平素易生气、发怒，致肝气郁结，气郁日久化热伤阴，扰乱心神，故失眠、乳痛、口干；气机运行不畅，而致瘀血内阻，脑络不通，故头痛、月经量少。辨证为肝郁化火，瘀血阻络，治宜疏肝清热，活血通络，以柴胡龙骨牡蛎汤加减：

柴胡 10 g	黄芩 10 g	姜半夏 5 g	煅龙骨 20 g
炒酸枣仁 20 g	合欢花 15 g	煅牡蛎 30 g	延胡索 10 g
栀子 10 g	淡豆豉 10 g	桑白皮 20 g	太子参 15 g
炙甘草 5 g	麦冬 15 g	石菖蒲 10 g	酒苁蓉 10 g
补骨脂 10 g			

7剂，水煎服，日1剂。

二诊 2022年3月28日。

头痛明显减轻，睡眠改善，守前方7剂治疗，嘱其下次月经来潮前1周就诊。

三诊 2022年4月9日。

服前方后头痛减大半，近2日头痛再发，程度较前明显减轻，乳房轻微胀痛，入睡困难较前好转，仍易醒，心烦，大便畅通，余无不适。考虑经前期，予健脾补肾、疏肝化瘀为法，具体方药如下：

炙甘草 5 g	当归尾 10 g	熟地黄 15 g	赤芍 10 g
醋香附 15 g	醋莪术 10 g	醋三棱 10 g	山楂 10 g
砂仁 10 g	覆盆子 15 g	桃仁 5 g	益母草 15 g
桂枝 10 g	威灵仙 15 g	厚朴 10 g	山药 20 g
川牛膝 10 g			

7剂，水煎服，日1剂。

四诊 2022年4月18日。

患者4月13日月经至，头痛基本消失，精神睡眠好，二便畅通，月经量偏少，色偏暗，有血块。继续守法予前方交替服用。

以上连续治疗3个月经周期，诸症皆消。嘱其日常避免不良精神刺激，保持心情愉快。随访3个月，未再复发。

体会 经行头痛属现代医学"经期前后综合征"范畴。现代医学研究发现，当血液中的雌激素水平降低到一定程度，就会引发头痛，而雌激素水平会随着月经周期的变化而上下波动，当其出现异常时临床就会显现出头痛随月经周期增减的特点。西医治疗一般按神经性头痛处理，大多起到临时缓解的作用，不能彻底治愈。中医学对经行头痛的认识，早在《张氏医通》就有"经行辄头痛"的记载，其发生与肝的关系最为密切。《临证指南医案》曰："女子以肝为先天，阴性凝结，易于怫郁，郁则气滞血亦滞。"若患者素体血虚，经期阴血下注血海，血虚更甚，肝失所养，肝阳偏旺，加之平日精神紧张、焦虑，胞脉滞而不通，肝阳夹瘀血上逆，蒙蔽清窍，则易发为本病。正如《傅青主女科》所曰："经欲行而肝不应，则拂其气而痛生。"女子行经之时，经血下蓄冲任胞宫，胞宫泻而不藏，阴亏于下，阳亢于上，肝阴不足，阴不制阳而致肝阳上亢，清窍受扰而头痛。经后气血俱虚，无以化生来源，不荣则痛。加之新时代女性受生活、工作、家庭等多种因素影响易致情志不畅、肝气不疏，若情志不畅，则肝失条达，气机不宣，加之经前期冲任气血充盛，易致气机运行紊乱，进而肝气不疏，郁结于内，久之甚则郁而化火，气火上逆，发为头痛。气血运行失常，久病入络，必内生瘀血，加之行经前后气血变化剧烈，冲气易夹瘀血上逆，阻滞脑络，脉络不通而致头痛。此外，经行头痛具有随月经周期变化的特点，因此，中医治则中的因时制宜在治疗本病中显得尤为重要，只有抓住不同时段的病机特点，才能有的放矢，事半功倍，同时还强调应注意心理调节。

患者病程长，症见烦躁易怒、口干、便秘，月经量少色暗，经前乳痛，为肝郁化火，瘀血阻络之象，郁热上攻，故见头痛，以柴胡龙骨牡蛎汤加减，柴胡、黄芩疏肝清热，延胡索活血止痛，为治头痛之专药，三者共为君药；龙骨、牡蛎镇心安神，姜半夏、石菖蒲化湿和胃、开窍豁痰，桑白皮助柴芩清肝泄热，共为臣药；酸枣仁、合欢花宁心安神，栀子、淡豆豉清心除烦，因正值经后期，故以太子参、麦冬益气养阴，补骨脂、肉苁蓉补肾养精通便，共为佐药；炙甘草调和诸药为使。诸药合用，使肝热清、气血和，肝郁得解，则头痛自愈，睡眠自安，心烦自除。三诊时正值经前期，阳气生长一段时间达到"重阳"状态，肾中阴精与阳气皆充盛，冲任、胞宫、胞脉皆气血满盈。若此期阴阳气血不足，气血生化无源，则形体、脑窍无以充养，是故此期重在健脾补肾，益气养血，同时佐以疏肝化瘀之品，以防壅扼过度，气机逆乱。

经行头痛（肝郁血虚，风阳上扰）

刘某，女，32岁，职工。

初诊 2022年3月5日。

主诉 经前头痛3年，再发1日。

患者近3年出现经前头胀痛延续至经期，时伴恶心、欲吐，现临近经期，头痛再发1日，伴双侧乳房胀痛，纳可，睡眠差，二便调。舌红，苔薄黄，脉弦细略滑。LMP：2022年2月7日，平素月经周期30日，3日净，量少，色暗，少许血块。无高血压病史，头颅MR已排除颅内占位性病变。

中医诊断 经行头痛（肝郁血虚，风阳上扰）。

西医诊断 偏头痛。

患者平素情志不遂，肝郁气滞，肝气横逆，故见乳房胀痛；且经行时气血下聚，阴血相对不足，肝血更虚，气血不足不能濡养而致经行头痛，或因冲气挟肝气上逆，气火循经上扰清窍而发为头痛。参考舌脉，辨证为肝郁血虚，风阳上扰，治疗以疏肝解郁，养血平肝为法，拟逍遥散加减：

白芍15 g	当归15 g	茯苓12 g	白术12 g
柴胡20 g	石决明15 g	橘皮15 g	香附12 g
牛膝12 g	蔓荆子12 g	延胡索10 g	竹茹10 g
半夏9 g	炙甘草6 g	酸枣仁12 g	川芎15

7剂，水煎服，日1剂。

二诊 2022年4月2日。

诉3月7日月经来潮，服药期间患者诉头痛、乳房胀痛减轻，无恶心呕吐，睡眠改善。治则不变，继续上方7剂，嘱月经周期前复诊。

上方继续服药3个月经周期后头痛、恶心欲吐消失，睡眠正常，随访未再复发。

体会 头为诸阳之会，五脏六腑之气皆上荣于头，足厥阴肝经会于巅顶。经行时气血下注冲任，阴血相对不足，故此时较易受各种因素影响引起脏腑气血失调而为患。七情郁结，肝失条达或阴血不足，血不养肝，肝体失养，皆可使肝气横逆。加之经行时阴血下注冲任，冲气偏旺，冲气挟肝气上逆，气火循经上扰清窍而发为头痛。故经行头痛发病机制有虚实两端，虚者为气血阴精不足，经行气血下注，清窍失养；实者为痰瘀之邪随冲气上逆，扰乱清窍所致。

本案患者为肝郁血虚，风阳上扰之证，故治以疏肝解郁，养血平肝。方选逍遥散加减。方中柴胡疏肝解郁；当归、白芍养血柔肝，尤其当归之芳香可以行气，味甘可以缓急，更是肝郁血虚之要药；川芎上行头目，下达血海，中开郁结，"血虚头痛之圣药"，理血中之气，与当归相伍活血调经之效彰；白术、茯苓健脾祛湿，使运化有权，气血有源。炙甘草益气补中，配伍白芍缓肝之急，虽为佐使之品，却有襄赞之功；香附助柴胡疏肝解郁，调理气机，另可调经止痛；《校注妇人良方·产宝方序论》曰："血气宜行，其神自清……"故加延胡索行气活血止痛；生石决明咸寒入肝经，平肝潜阳，散肝郁之热，与白芍相须为用，以加强平肝之效；蔓荆子上行清利头目止痛；川牛膝活血化瘀，以防气滞血瘀，又可引上炎之火下行，以助生石决明、白芍平肝；酸枣仁养肝安神助眠。临床用此方治疗经行头痛收到较好的疗效。此外经行头痛的患者还应该注意生活上的调护，保持精神愉快，避免情绪不良刺激，饮食上要清淡，忌食辛辣，少食肥甘，睡眠充足，劳逸结合，配合服药，以缩短疗程。

经行头痛（痰湿阻滞）

吴某，女，43岁，企业管理人员。

初诊 2021年9月5日。

主诉 经期头痛半年。

患者半年前，因经期感冒头痛，此后，每于经期2～3日即感头痛，以前额及两侧甚，头重如裹，偶伴头晕，发作时呕吐吞酸，至月经干净后2～3日，头痛方解，遂来诊。平素月经规则、质黏，形体偏胖。刻下症：纳呆，腹胀，伴胸闷，痰多，四肢沉重，带下量多，色微黄，不臭。大便偏烂，小便调。舌淡黯，脉弦滑，苔白腻。LMP：2021年8月19日。G1P1A0。

中医诊断 经行头痛（痰湿阻滞）。

西医诊断 偏头痛。

本案属"经行头痛"范畴，证属痰湿阻滞，清阳不升证。患者因春季经期感冒，寒湿未除，经夏季暑湿蕴蒸，痰湿缠绵，阻于脑窍，故经期头痛如裹，中阳不升，故伴呕吐吞酸、腹胀纳呆；痰湿内盛，故痰多，痰湿下注，故带下量多。舌淡黯，脉弦滑，苔白腻为痰湿阻滞，清阳不升之证，治以燥湿化痰，通窍止痛为法，予半夏白术天麻汤加减，遣方如下：

麸炒白术 20 g	茯苓 10 g	山药 30 g	五指毛桃 20 g
苍术 10 g	茵陈 15 g	天麻 10 g	北柴胡 5 g
黄芩 10 g	法半夏 10 g	麸炒枳壳 10 g	醋延胡索 15 g
甘草 5 g	佩兰 10 g	广藿香 10 g	橘红 10 g
大枣 10 g			

7 剂，水煎服，日 1 剂。

二诊 2021 年 9 月 12 日。

诉胃纳好转，四肢沉重感减轻，带下减，继守前方服用。现处经前期，故暂减寒凉之黄芩、茵陈，酌加生姜、吴茱萸等以温中降逆止呕。7 剂，水煎服，日 1 剂。

三诊 2021 年 9 月 27 日。

服药后于 2021 年 9 月 26 日月经至，诉经期头昏、头痛感明显减轻，无恶心呕吐，无胸闷、四肢沉重。继续予当前燥湿化痰、通窍止痛为法，为防渗湿太过，予山药、白术、茯苓加量，酌减法半夏，改木棉花、布渣叶、白扁豆等较为平和的药物。继续调服 3 个月经周期，头痛愈。

体会 本案例为痰湿阻滞，清阳不升所致的经行头痛，患者因春季经期感冒，寒湿未除，经夏季暑湿蕴蒸，痰湿缠绵，阻于脑窍，故经期头痛如裹。治疗以燥湿化痰、通窍止痛为法，方拟半夏白术天麻汤加减。

方中半夏燥湿化痰，降逆止呕；天麻平肝熄风，而止头眩，两者合用，为治风痰眩晕头痛之要药。李东垣《脾胃论》曰："足太阴痰厥头痛，非半夏不能疗；眼黑头眩，风虚内作，非天麻不能除。"故以两味为君药。以白术、茯苓、山药为臣，健脾祛湿，能治生痰之源。佐以橘红理气化痰，脾气顺则痰消。酌加苍术、五指毛桃健脾利湿；佩兰、广藿香芳香除湿；茵陈清利湿热；枳壳、延胡索行气止痛；佐以甘草和中调药；煎加姜、枣调和脾胃，生姜兼制半夏之毒。全方合用，共奏燥湿化痰、通窍止痛之功。

利水渗湿终不离脾肾，因脾为生痰之源，肾主水，故三诊当水湿已祛大部，应予健脾、补肾之药，同时渗湿药改予平和之品，以顺应正气。

经行头痛（风邪阻络）

陈某，女，47 岁。

初诊 2024 年 1 月 6 日。

主诉 反复经期头痛 20 年。

患者诉自 28 岁产后出现行经时头痛，曾于多地医院就诊，经行头痛如故，此次因临近经期，惧怕头痛再发，遂来调理。刻下症：畏风，流涕，睡眠、饮食可，大便偏烂，小便如常。初潮 15 岁，平素月经规律，30 日一行，7～10 日净，量适中，色红，偶有血块，无痛经，LMP：2023 年 12 月 8 日，G3P2A1，白带无异常。舌淡红，苔薄白，脉虚无力。

中医诊断 经行头痛（风邪阻络）。

西医诊断 神经性头痛。

缘患者 20 年前产后受风，风邪蕴阻经络，故头痛、怕风。四诊合参，当属中医"经行头痛"，证属风邪阻络，久病夹虚、瘀，治疗当以祛风止痛，补气通络为法。遣方如下：

川芎 10 g	藁本 10 g	白芷 20 g	防风 10 g
制白附子 10 g	当归 10 g	黄芪 20 g	党参 20 g
茯苓 20 g	白术 20 g	大枣 20 g	陈皮 20 g
薄荷 10 g	僵蚕 10 g		

5 剂，水煎服，日 1 剂。

二诊 2024 年 1 月 30 日。

患者服药效佳，遂带其母亲一同前来就诊。问及服药情况，末次月经 2024 年 1 月 9 日，即服药第三天行经，未出现头痛，精神状态较前明显好转。刻下症见：流涕，仍较怕风，追溯病史，患者诉其常年流清涕，间有鼻塞，无咳嗽、咽痛。舌淡红，苔薄白，脉虚。前方加辛夷花 10 g 祛风通窍，桂枝 10 g 振奋阳气。7 剂，水煎服，每日 1 剂。

体会 本案为妇女产后调养不当受风，蕴阻经络所致的头痛，久病致虚，虚实夹杂，故治以祛邪，还须补虚。"治风先治血，血行风自灭"，故用归芎为君。川芎辛香，走窜力强，为治疗头风要药；藁本、防风祛风邪；白芷为植物类中的"麝香"，通窍止痛效果佳；薄荷清利头目；制白附子、僵蚕二药来自牵正散，虫类药搜剔力量大，取其祛风通络止痛之效；当归活血补血；茯苓、白术、陈皮健脾祛湿，黄芪、党参补气，助血行，以祛风；大枣补血，调和胃气，亦可调和中药的味道。二诊仍继续守方，患者常年流涕考虑阳气不足，卫表阳虚，故加上桂枝通阳达表。

绝经前后诸证（肝肾不足，肝郁气滞）

李某，女，45 岁。

初诊 2022 年 10 月 19 日。

主诉 停经 2 个月余。

患者诉近 1 年月经周期紊乱，量或多或少，色淡，头晕耳鸣，腰膝酸软，汗出较多，手足心热，常感烦躁，失眠多梦，口燥咽干，纳眠欠佳，二便调。末次月经：2022 年 7 月 13 日，经行 4 日，月经量少。舌淡红苔白，脉细弱。13 岁初潮，既往月经规律，G2P2。

2022 年 9 月 28 日本院 B 超示：子宫大小为：50 mm×45 mm×35 mm，内膜：6 mm，余未见明显异常。

中医诊断 绝经前后诸证（肝肾不足，肝郁气滞）。

西医诊断 围绝经期综合征。

经断前后，天癸渐竭，精血衰少，阳失潜藏，复加忧思失眠，营阴暗损，脏腑失养，遂致经断前后诸症发生。气虚血少，冲任失调，则月经紊乱，量多或少；肾阴不能上荣于头目耳窍，故头晕耳鸣；阴阳失衡，则汗出，手足心热；肾虚精血不足，腰府失荣故腰酸。以补肾疏肝，调和阴阳为治：

茯神 15 g	丹参 10 g	酸枣仁 20 g	桂枝 5 g
太子参 10 g	合欢皮 10 g	珍珠母 20 g	百合 15 g
淡豆豉 10 g	延胡索 15 g	淡竹叶 10 g	黄连 5 g
栀子 10 g	杜仲 10 g	煅龙骨 20 g	防风 10 g
莱菔子 5 g	肉桂 5 g	浮小麦 40 g	石菖蒲 10 g
地骨皮 10 g	砂仁 10 g	麦冬 10 g	黄芪 15 g
煅牡蛎 30 g			

7 剂，水煎服，日 1 剂。

二诊 2022 年 10 月 28 日。

服药 7 日后上述症状稍缓解，仍常感烦躁，前方加石膏 20 g 以清热除烦，共 7 剂。

三诊 2022 年 11 月 14 日。

诉 11 月 10 日月经至，经量较少，潮热汗出较前好转，无腰酸，月经未净。守前方续服 14 剂。

门诊继续守法调治 2 个月后，月经规律，经量正常，无潮热汗出，腰酸好转，精力明显改善，纳眠二便均正常。

体会 本病的发生与绝经前后的生理特点有密切关系，与肾、肝关系密切。妇女 49 岁前后，肾气由盛渐衰，天癸由少渐至衰竭，冲任二脉气血也随之而衰少，在此生理转折时期，受内外环境的影响，易导致肾阴阳失调而发病。"肾为先天之本"，又"五脏相移，穷必及肾"，故肾阴阳失调，每易波及其他脏腑，而其他脏腑病变，久则必然累及于肾，故本病之本在肾。素体精亏血少，经断前后，天癸渐竭，精血衰少，阳失潜藏，复加忧思失眠，营阴暗损，或房事不节，精血耗伤，脏腑失养，遂致经断，前后诸症发生。故以补肾疏肝，调和阴阳之法为其治疗原则，方用桂枝加龙骨牡蛎汤加味。延胡索既可散去肝经之寒邪，又能疏肝气之郁滞；茯神、酸枣仁、合欢皮养血安神。同时根据肾虚日久，瘀浊内生的特点，用丹参活血通络、调畅气血。诸药寒热并用，阴阳兼调，散中有收，刚柔相济，滋水涵木，水火既济，营卫调和，阴阳平衡，则"阴平阳秘，精神乃治"，围绝经症状得以充分缓解。

绝经前后诸证（肝肾亏虚）

罗某，女，48 岁，职员。

初诊 2023 年 6 月 12 日。

主诉 经期延长伴头晕、耳鸣半个月余。

患者末次月经 2023 年 5 月 20 日，至今未净，经量中等，色红，无痛经，伴头晕、耳鸣，烦躁易怒，手足心热，全身阵发性烘热、易汗出，口干口苦，腰酸，下腹时觉隐痛，纳尚一般，眠差、多梦，大便 1～2 次/日，成形，小便正常。既往月经规律，28～30 日一行，一周净，经前有乳房胀痛，无痛经。G1P1A0，白带无异常。舌红少苔，脉弦细数。

中医诊断 绝经前后诸证（肝肾亏虚）。

西医诊断 围绝经期综合征。

本案例患者年近半百，肝肾日渐不足，阴不制阳，阳偏亢则内热，故而五心烦热、失眠、多梦；肾阴不足无以涵养肝木，加之平素情志不畅，肝阳上亢则头晕、烦躁易怒、口干口苦；肾精亏虚，肾主骨、开窍于耳，故而出现腰酸、耳鸣；邪热破血妄行，故而月经延长而色鲜红，舌红少苔，脉弦细数为肝肾亏虚、阴虚内热之征。故在治疗时应用滋补肝肾、止血疏肝之法，自拟百合固金汤合小柴胡汤加减：

百合 10 g	生地黄 5 g	熟地黄 15 g	玄参 10 g
当归 5 g	知母 10 g	白芍 10 g	甘草 5 g
桑螵蛸 10 g	地榆炭 10 g	醋香附 5 g	黄连 5 g
黄芩 10 g	五味子 10 g	乌梅 10 g	乌药 5 g
北柴胡 10 g	白茅根 5 g	龙齿 10 g	桂枝 5 g
桑白皮 10 g	山药 10 g	地骨皮 10 g	延胡索 10 g
生石膏 10 g	茯神 10 g	酸枣仁 10 g	

7剂，水煎服，日1剂。

二诊 2023年6月19日。

服用上方后患者月经已停止，夜间睡眠改善，但仍自觉烦躁、五心烦热、伴有神疲乏力，治疗以疏肝理气、健益脾肾为主，少佐行气活血之品，具体如下：

鸡内金 10 g	北柴胡 10 g	黄芩 5 g	法半夏 5 g
当归 5 g	郁金 10 g	醋香附 5 g	醋延胡索 10 g
白芍 5 g	陈皮 3 g	浙贝母 3 g	皂角刺 3 g
炙甘草 3 g	党参 10 g	炒白术 10 g	茯苓 5 g
山药 15 g	薏苡仁 20 g	枸杞子 10 g	熟地黄 10 g
姜厚朴 5 g	桑椹 10 g	砂仁 10 g	醋莪术 5 g

14剂，水煎服，日1剂。

患者服前方后，诸症皆除，2023年7月15日月经来潮，7日净，月经量、色、质正常，经前无乳房胀痛。

体会 妇女一般在49岁左右月经终止，称为"经断"亦称"绝经"。在断经前后出现经期紊乱，头晕耳鸣，烦躁易怒，心悸失眠，烘热汗出，五心烦热，甚则情志失常，或浮肿便溏，腰酸骨痛，倦怠乏力等。这些症状往往三三两两出现，称为"经断前后诸证"，也称"更年期综合征"。此种症状持续时间或长或短，短者一年半载，长者迁延数年，甚者可影响生活和工作。

本病以肾虚为主，有偏于阴虚，有偏于阳虚或阴阳两虚出现的不同证候，并可累及心肝脾。本病证候因人而异，轻重不一，但多伴有月经紊乱，发病时间在绝经前后，但往往出现可与某些内科病如眩晕、心悸、水肿等相类似，临证时应注意辨别。治疗上应以维护正气为主，清热不可过于苦寒，祛寒不可过于辛热，更不可妄用克伐，以免犯虚虚之戒。所以治疗必审阴阳盛衰，分别选用滋阴或温养肝肾或补益心脾等法，以平衡阴阳，调和气血，病可渐愈。

本例患者为肝肾亏虚之证。月经期治疗上以滋补肝肾、止血疏肝为则，选用百合固金汤和小柴胡汤加减。临床上治疗围绝经期综合征多以补肾为主，但尤不可忽略补肾之上源。所谓"金水相生"，"肺为水之上源"，注重对肺阴的调补，便是治水之源，水之上源得到滋养，则能润泽周身，下归于肾，使肾阴得补，肾水得充，以治本病之本。方中百合擅补肺阴，肺阴得补，则水有源头，肾阴得育。熟地黄、生地黄、玄参滋肾壮水，以制虚火，助百合养阴，当归、白芍养血活血敛阴，小柴胡汤和解少阳，使邪气得解，枢机得利，肝胃调和，则诸症自除，配合石膏、地骨皮、桑白皮等清气分之热，又可将热邪向外透发，且无苦寒伤阴、甘寒恋邪之弊，桑螵蛸、地榆炭止血敛血，诸药合用，标本同治。经初诊治疗，经血已止，复诊在补益肝肾、疏肝健脾基础上，少佐破血散瘀之莪术以祛瘀生新、疏通经脉。后病情基本缓解，嘱注意情志调理，间断服用六味地黄丸，至今病情未有反复。

绝经前后诸证（少阳火郁，气阴两虚证）

蔡某，女，47 岁，职工。

初诊 2023 年 2 月 14 日。

主诉 潮热、盗汗半年，加重 1 周。

患者半年前开始出现潮热，时而周身汗出，午后及夜间明显，汗出后倦怠、畏风，伴心悸，腰酸，乏力，口苦，心烦易怒，近一周明显，一年前开始月经周期紊乱，经量时多时少，纳少，失眠，便溏。14 岁初潮，既往月经约 28 日一行，5 日净，经量中等，无痛经等不适。LMP：2022 年 12 月 10 日，G2P2A0。舌淡红，苔薄，脉细弦。

中医诊断 绝经前后诸证（少阳火郁，气阴两虚证）。

西医诊断 围绝经期综合征。

患者中年女性，时有寒热，口苦心烦，失眠，乃少阳木火内郁；木旺乘土，脾运不健，故纳谷不馨；营卫失和则汗出恶风；烘热汗出日久，耗气伤阴，内热扰神，故神疲乏力，心悸烦躁。治宜疏肝健脾、敛汗清热，以柴胡桂枝干姜汤合栝楼牡蛎散加减：

柴胡 25 g	百合 20 g	桂枝 20 g	防风 15 g
牡蛎 30 g	黄芩 15 g	天花粉 30 g	干姜 15 g
红参 10 g	生石膏 60 g	炙甘草 10 g	制远志 10 g
浮小麦 30 g			

7剂，水煎服，日1剂。

二诊 2023年2月21日。

潮热基本消失，汗多畏风、心悸明显减少，精神胃口好转，仍睡眠欠佳，腰酸，大便偏烂。前方石膏减至45 g，加五味子10 g，醋龟甲20 g，共7剂。

三诊 2023年3月7日。

潮热汗多明显减少，精神睡眠好转，守前方继续调治1个月。

四诊 2023年4月11日。

已能安睡，纳食好转，汗出减，稍乏力，前方再进7剂后症状基本缓解，嘱其调畅情志。

体会 围绝经期综合征是指妇女在绝经前后一段时间，由于卵巢功能减退，下丘脑-垂体-卵巢轴平衡失调而出现的以自主神经功能失调为主的症候群，主要表现为心烦急躁、易怒、烘热汗出、面赤、胸胁胀痛、眩晕头痛、口干口苦，失眠、夜寐难安、善太息、体倦乏力、脘腹胀满、便溏，甚则面浮肢肿等临床表现，属中医绝经前后诸证范畴，依其临床表现侧重不同，归入"心悸""失眠""脏躁"等范畴。

女子以肝为先天，肝藏血，主疏泄，性喜条达冲和，与经、带、胎、产关系密切。女性的生理特点决定了其心思细腻，忧思易郁，常致肝郁，木郁日久，肝失条达，郁而化热，可见心烦急躁、烘热汗出，面赤。肝在志为怒，故肝郁日久生热，亦见烦躁易怒。肝主疏泄，脾主升清，二脏共主人体气机运行有度，出入有序。肝失疏泄，郁而气滞，郁久化热，根据五行生克学说，肝木太过而乘脾土，脾失健运，湿浊内生，湿壅生内寒，则脾失升清，则飧泄生，因此应基于肝热脾寒证治疗本病，临床上采用柴胡桂枝干姜汤治疗本病颇见成效。而运用柴胡桂枝干姜汤的主要关键在于：一是口干、口苦，二是便溏或大便次数多。

本案例组方中柴胡疏肝理气，黄芩清肝经之热，两者合用清肝胆郁热，本方重用柴胡，意在升提自厥阴、太阴转归至少阳之邪气透膈上而出，以达和解少阳之意。桂枝与干姜同用共助肝胆恢复升发之性，而桂枝又有交通寒热阴阳的作用。炙甘草温补脾阳，助干姜之热力绵长，温补里虚则脾寒自去，而炙甘草又可调和诸药，固护胃气。合栝楼牡蛎散生津清热润燥，牡蛎镇静以安心神，天花粉以水滋木，以防桂枝、干姜辛散太过而伤肝体。防风、浮小麦祛风敛汗，百合、远志安神定志。妙用生石膏、红参清热益气，治疗气阴两伤，胜于单纯滋阴，石膏性寒，红参性偏温，两者相互兼制，相得益彰。全方据证用药，方证对应，故疗效显著。

绝经前后诸证（肾精亏虚，心肝火旺）

刘某，女，49岁。

初诊 2020年8月7日。

主诉 潮热、汗多2年余。

患者自诉47岁绝经，绝经后开始出现失眠少寐，时有潮热、汗多，近半年症状加重，伴易紧张，偶有左下肢不自主抖动，无心悸胸闷等其他不适，纳可，二便调。舌红，苔少，脉沉。查心电图未见明显异常。既往有焦虑、腰椎间盘突出症、退行性膝关节病。

中医诊断 绝经前后诸证（肾精亏虚，心肝火旺）。

西医诊断 围绝经期综合征。

患者未及七七之年而绝经，肾气、天癸突然衰竭，阴血亏乏，不能上养心肝血脉，心肝气火偏旺，神魂不安，出现烘热汗出、紧张易惊、失眠等症状，肝失所养，肝阳上亢，出现焦虑、肢体不自主抖动等症状，舌红苔少，脉沉，考虑为肾精亏虚，心肝火旺之证，以补肾填精、宁心平肝为治：

钩藤 15 g	远志 10 g	郁金 15 g	炒酸枣仁 20 g
茯神 15 g	合欢花 15 g	五味子 10 g	柏子仁 30 g
龙骨 20 g	牡蛎 20 g	山茱萸 10 g	甘草 15 g
醋龟甲 20 g	白芍 30 g	浮小麦 60 g	桑白皮 20 g
莱菔子 15 g	厚朴 15 g	麦冬 15 g	桂枝 8 g
桑椹 15 g	百合 15 g	砂仁 10 g	

7剂，水煎服，日1剂。

门诊继续守方调治1个月后，潮热、汗出、焦虑等症状明显缓解。

体会 围绝经期综合征中医称为"经断前后诸证"，亦属于"脏燥""郁证""百合病"的范畴。其发病与绝经前后的生理特点息息相关。《素问·阴阳应象大论》："女子二七而天癸至，任脉通，太冲脉盛，月事以时下，……七七，任脉虚，太冲脉衰，天癸竭，地道不通"。天癸的"至"与"竭"，决定了女子一生的盛与衰。妇女七七天癸竭，冲任二脉虚少，肾气亦渐渐衰弱，此时内受体质阴阳偏盛，或素来情志抑郁，或身有痼疾的影响，外受家庭、社会环境的影响，导致脏腑气血失调而发病。肾为先天之本，五脏之病最终又会伤害肾脏，故本病之本在于肾，累及心、肝、脾等多脏多经。治疗的总则为辨证论治，针对绝经前后诸证的治疗原则是平调肾中阴阳，辨肾的阴阳虚衰同时兼顾心、肝、脾的失调，诊治过程中重视情志因素的关键性。

本病的发生由心-肾-子宫轴紊乱所致。肾气衰、天癸竭的过程或程度突然加速、加深或衰退时，又因其他因素干扰，引起肾阴阳失衡，心肝气火偏甚，子宫因天癸既竭而失养，经血闭止，冲任气血不得下泄，上逆犯于心、肝、脾、胃，从而出现一系列症状表现。衰退过程首先体现在阴虚，阴虚则上不能涵养心肝血脉，下不能滋润子宫冲任，心肝气火偏旺，神魂不易安宁，阴阳互相依赖，阴不足则阳亦不旺，火不暖土，脾运有所不及，长此以往，脏腑功能衰弱，久则波及多脏器、多系统的疾病。是以协调心-肾-子宫轴为主，交济心肾，调达子宫，佐以平肝解郁、和脾、利湿等，以达到祛病健身之目的。通过医案可见，患者肾水匮乏，不能上济心火，心肾不交，出现失眠之症；精血同源，乙癸同源，肾阴久亏则水不涵木，故肝气郁滞，阳亢化风，肝阳亢盛则出现紧张激动、肌肉不自主抖动等；兼之肾阴亏虚，阴不敛阳，阴虚内热，虚阳浮越而见潮热汗出。阳亢为标，肾虚为本，治以补肾填精、宁心平肝。方中使用血肉有情之品龟甲合味厚滋缓但药性较为平和之山茱萸、桑椹，填补命门阴精、补肝肾；配伍麦冬、桑白皮，清肺胃热、养阴润肺，同时还可补肾阴，因五行所言金可生水，即肺金生肾水，故可通过清除肺胃热，使肺阴得滋润而生肾阴；再配伍少量辛热甘温之桂枝，乃阴中求阳之法，则填补阴精既可助阳使之化源不竭，火生有根，又可借助阴药之凉润防止单用辛温之药刚燥伤阴，纳入温阳药则能激发生动之机，振复机体。虚阳上亢方面，火上浮为逆，配以重镇之介类药牡蛎、龙骨下潜虚浮之火，助火沉潜于阴中，正如清代张山雷曾曰："潜阳之法，莫如介类为第一良药"；再佐以寒凉滋润之芍药，一则可以清润敛降使火下行，从阴引阳，二则防其格拒；配伍远志、酸枣仁、柏子仁、茯神、五味子、百合、浮小麦养心安神敛汗、补肾宁心定志；配伍钩藤、白芍、合欢花、郁金清肝解郁；脾为后天之本，本案患者未及七七而绝经，考虑亦与后天气血生化不足有关，既要补肾调阴阳、又要注重健脾，以滋生化之源，同时预防水湿内生，故配以莱菔子、厚朴、砂仁护脾胃同时加强行气以促进气机的运动，最后佐以甘草调和诸药。全方共奏补肾填精、宁心平肝之功。

此外，在辨证服用中药及中成药的基础上需配合中医情志治疗，帮助患者正确认识绝经前后生理变化与心身反应；正确认识疾病发生、发展、转归，消除对疾病的忧虑和恐惧；帮助提高自我调节和控制能力，树立战胜疾病的信心，对患者安稳度过围绝经期有很好的辅助作用。

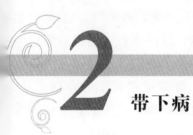

2　带下病

带下病（肝郁脾虚，肾虚湿热下注）

李某，女，55 岁。

初诊　2019 年 6 月 26 日。

主诉　带下量多 4 个月余，加重 1 个月。

患者诉带下量多 4 个月余，色黄或赤白相兼，有异味，经后尤明显。近 1 个月上述症状加重，带下色黄，质黏稠而臭秽，伴见腰酸腿软，少腹拘挛疼痛，每因情志不快加重，口干，时作干呕，纳欠佳，眠尚可，二便调。面色萎黄，舌红苔黄，脉弦细。平素月经周期规律，量中，无伴痛经。LMP：2019年6月2日，G2P2A0。

中医诊断 带下病（肝郁脾虚、肾虚湿热下注）。

西医诊断 阴道炎。

患者年过50，肾阴不足，相火偏旺，损伤血络，肝气失于条达，阻碍脾运，脾运失常，水谷精微及津液失于输布反聚为湿，损伤任带致任脉不固，带脉失约，湿浊下注，故带下量多，久蕴而生热，故带下质黏稠而臭秽、赤白相兼；少腹疼痛、情志不快时加重，口干、干呕，舌红苔黄，脉弦细等均为肝郁脾虚，肾虚湿热下注之证。以疏肝健脾，固肾清热利湿为治：

山药配方颗粒 30 g	党参配方颗粒 30 g	麸炒白术配方颗粒 15 g
薏苡仁配方颗粒 40 g	黄柏配方颗粒 15 g	芡实配方颗粒 25 g
泽泻配方颗粒 30 g	石榴皮配方颗粒 30 g	北柴胡配方颗粒 15 g
黄芩配方颗粒 10 g	法半夏配方颗粒 15 g	醋延胡索配方颗粒 15 g
白芍配方颗粒 30 g	败酱草配方颗粒 30 g	鸡内金配方颗粒 10 g
火炭母配方颗粒 15 g	独活配方颗粒 15 g	桂枝配方颗粒 15 g
甘草配方颗粒 10 g		

7剂，水冲服，日1剂。

西药：保妇康凝胶，塞入阴道内，每晚一次，一次一支，共7日。

用药一周后随访：患者带下量明显减少，无异味，腰酸改善，纳眠二便均正常。

体会 汉代《金匮要略·妇人杂病脉证并治》最早记载经、带合病："妇人经水闭不利……下白物，矾石丸主之。"隋代《诸病源候论·妇人杂病诸候·带下候》明确提出了"带下病"之名，并分"带五色俱下候"。金元时期，刘完素在《素问玄机原病式·附带下》中云："故下部任脉湿热甚者，津液涌而溢，已为带下。"《丹溪心法》认为带下过多与湿痰有关，主张燥湿为先，佐以升提。明代《万氏妇人科》指出了带下过多与白浊、白淫的鉴别。《女科撮要》提出带下过多乃由脾胃亏损、阳气下陷所致，主张健脾升阳止带。《景岳全书·妇人规·带浊梦遗类》则强调"心旌之摇""多欲之滑""房室之逆""虚寒不固"等伤肾而致带下过多，治法除药物外，尚宜节欲。清代《傅青主女科·带下》将带下病列为该书首卷，分别以白、黄、赤、青、黑五色带下论述其病机、证象、治法，认为"带下俱是湿证"，所创完带汤、易黄汤、清肝止淋汤至今仍为临床所推崇。历代医家所论虽各有侧重，但多认识到带下过多当责之脾肾之虚或湿热内侵阴器、胞宫，累及任带，使任脉失固、带脉失约所致。

带下病的病机主要责之于脾、肾、肝，以及外湿、湿毒秽浊等。女子七七任脉虚，太冲脉衰少，天癸竭，而致肝肾阴虚，精血亏损，使阴窍燥热作痛，湿邪热毒乘虚而入，故带下色黄常作。又兼脾气受损，肝气郁滞，肝气失于条达，阻碍脾运，脾运失常，水谷精微及津液失于输布反聚为湿，任、带失约，湿浊下注而成带下过多。故用逍遥散和易黄汤加减，以疏肝健脾，固肾清热利湿泄浊。

方中炒白术、党参、鸡内金健脾益气除湿，泽泻、薏苡仁健脾利水，渗湿止带；白芍、柴胡、延胡索疏肝柔肝、行气止痛；山药、芡实补脾益肾，固涩止带；黄柏苦寒入肾，与黄芩共用清热燥湿；石榴皮、败酱草清热解毒止带；独活祛风胜湿止腰痛；桂枝通阳化气止痛；甘草调和诸药。全方标本兼顾，寒温并用，肝脾肾同治，达到气机调畅，脾健湿运，肾虚得复，带下自愈的目的。

带下病（肝郁脾虚，湿热下注）

刘某，女，46岁。

初诊 2023年8月1日。

主诉 白带量多近2年。

患者诉约2年前开始出现白带量多，色淡黄，质黏稠，不臭，外阴瘙痒，每因劳累及月经前加重，精神疲倦，口苦而腻，时有头晕，纳眠可，大便2至3日一行，干结量少，小便正常，平素工作压力较大，性情急躁，既往月经周期规律，经前乳房胀痛及腰腹酸痛，G2P2A0。有亚急性甲状腺炎、轻度贫血史。舌暗红苔黄微腻，脉弦细。查白带常规清洁度Ⅲ级，白细胞（＋＋）。

中医诊断 带下病（肝郁脾虚，湿热下注）。

西医诊断 阴道炎。

患者工作压力大，平素情绪易激动，倦怠纳差，舌暗红苔黄微腻，脉弦等为肝郁气滞、脾虚失运之象。带下量多，湿邪为患，色黄、下阴瘙痒则湿浊已与热互结，循经下注，下扰阴室。故辨为枢机不利，脾失健运，湿热下注，带脉失约。治以疏肝健脾，祛湿止带：

薏苡仁 30 g	山药 30 g	麸炒白术 20 g	炙甘草 5 g
茯苓 15 g	党参 15 g	黄芩 10 g	桂枝 5 g
白芍 30 g	延胡索 15 g	郁金 10 g	柴胡 15 g
枳壳 10 g	浙贝母 10 g	大黄 10 g	麸炒苍术 15 g
姜半夏 10 g	醋莪术 15 g	萆薢 15 g	砂仁 10 g
土茯苓 20 g	瞿麦 10 g		

7 剂，水煎服，日 1 剂。

二诊 2023 年 8 月 8 日。

服药 7 日后白带量减半，无外阴瘙痒及腹胀，疲倦感明显减轻，无头晕，大便软，仍有腰酸，前方去大黄，加益智仁 30 g 以温肾止带，共 14 剂。

三诊 2023 年 8 月 22 日。

带下止，诸症明显减轻，上方减清热利湿药用量续服 7 剂以善后，随访 1 个月未再复发。

体会 患者病情反反复复，缠绵难愈，与伤寒论 96 条文"……往来寒热……"有相似之意，皆属正邪纷争，互有进退。以上皆属不和之象，均由枢机不利，脏腑失和，清浊升降失调所致，治宜和法，疏肝健脾，清利湿热。又明代医家缪仲醇云："肝气郁则脾受伤，脾伤则湿土之气下陷，是脾津不守，不能输为营血，而下白滑之物，皆由肝木郁于地中使然。"可见带下一病，主要责之肝脾失和，湿浊下注，任带不固。

本案例以小柴胡汤为基础疏肝健脾，和解少阳枢机，使木运土旺，肝脾而和，直击病根。患者湿热下注之象明显，则加以清热利湿止带之药速决其标。诸药合用，以和为本，标本同治，带下能愈。小柴胡汤出自张仲景《伤寒杂病论》，具有和解少阳，扶正祛邪，疏利枢机，通调三焦之功效。盖妇人以血为本，以气为用，肝藏血，血得气乃行，气结则血滞。因此治血需先调气，而调气莫要于疏肝，然"肝者……取决于胆"，因而斡旋枢机，助胆为用，实乃疏肝之重要环节，所以将小柴胡汤用于治疗妇科疾病，每可应手取效。

方中柴胡、延胡索、郁金、枳壳疏肝理气解郁，党参、山药补脾益气，白术、苍术健脾燥湿止带，半夏、砂仁理气和胃，白芍柔肝理脾，薏苡仁、土茯苓、萆薢、瞿麦以清热利湿，且可疏解邪毒之患，浙贝母清热兼有消痈散结之效，大黄泄热利湿化瘀，佐以桂枝、莪术、大黄通经脉而调气血。全方以和为本，标本同治，故带下能愈。

腹痛（湿热瘀阻，脾肾亏虚）

李某，女，44岁，职员。

初诊 2021年10月11日。

主诉 反复下腹隐痛6年余。

缘患者曾多次行人流术、清宫术，于6年前开始出现下腹隐痛，每劳累或同房后甚，伴带下增多，色黄白，外院治疗，症状反复，故来诊。刻下症：下腹隐痛，偶灼热感，腰骶酸痛，白带量多，色黄，伴臭味。神疲乏力，腰酸不能久坐、久站。口干口苦，纳差，睡眠欠佳，大便偏烂。舌质暗红，苔薄黄，脉弦细，平素月经尚规律，LMP：2021年10月2日，G5P2A3。

辅助检查：子宫附件彩超：直肠子宫陷凹积液。

中医诊断 腹痛（湿热瘀阻，脾肾亏虚）。

西医诊断 慢性盆腔炎。

本案属中医"妇人腹痛"范畴，证属"湿热瘀阻，脾肾亏虚"。湿热蕴结少腹，热灼经络，故下腹灼痛感；病情日久，湿热化瘀，故频频隐痛；湿阻带脉，故带下量多；中阳不运，故湿浊趋下，大便烂；肾气亏虚，故下焦无以运化，反致湿浊积滞，故迁延难愈，伴腰酸痛。舌脉均为本证之象，治疗以清热祛湿，散瘀化浊，补益脾肾为法。遣方如下：

醋莪术 15 g	桂枝 10 g	北柴胡 15 g	黄柏 10 g
法半夏 10 g	当归尾 10 g	麸炒枳壳 15 g	醋香附 10 g
醋延胡索 20 g	陈皮 5 g	苍术 15 g	白术 15 g
炙甘草 5 g	丹参 10 g	败酱草 15 g	蒲公英 15 g
茵陈 10 g	茯苓 15 g	桑椹 10 g	芡实 10 g

7剂，水煎服，日1剂。

二诊 2021年10月18日。

诉小腹灼痛减轻，白带减少，口干口苦缓解，疲乏好转，仍有腰痛。予前方酌减清热祛湿之力，酌加健脾固肾之品，去蒲公英、法半夏，酌加续断10 g、附子10 g，7剂，水煎服，日1剂。

三诊 2021年10月25日。

腹痛、带下、腰痛等诸症缓解大半，继续予散瘀化浊、补益脾肾为法。患者病情日久，瘀结顽固，须重药除之，否则迁延难愈，另予匡扶脾肾之阳，继续予中药治疗3个月余，诸症蠲，复查子宫附件彩超示盆腔积液基本吸收。嘱定期复查。

体会 本案例为多次人流、清宫术后导致盆腔慢性炎症，迁延不愈者，症见下腹灼痛，带下黄臭，腰骶酸痛等，舌质暗红，苔薄黄，脉弦细，辨为湿热瘀阻，脾肾亏虚证。故予清热祛湿，散瘀化浊，补益脾肾为法。首诊以治标为主，方中黄柏、法半夏、苍术、败酱草、蒲公英、茵陈清热燥湿止带；香附、枳壳、延胡索、陈皮行气疏肝止痛；久病瘀阻，非活血不能除顽疾，故佐以丹参、莪术、当归尾、桂枝等活血化瘀、温经止痛；白术、茯苓、桑椹、芡实补益脾肾，炙甘草缓急止痛，调和诸药。如此遣方，清热燥湿之药直达下焦病所，湿热得除，顽瘀得化，故立竿见效，二诊患者诉小腹灼痛减轻，仍腰痛，酌加健脾固肾之品，同时予附子、续断等温补肾阳，气化水湿。三诊继续予散瘀化浊、补益脾肾为法，继续治疗3月余。

慢性盆腔炎属中医妇人腹痛范畴，妇人胞宫、少腹因经带胎产等生理过程，常可造成瘀、湿、热、寒等诸邪侵犯羁留，又或因于现代手术侵入性操作，常造成血瘀，可见湿热瘀阻、寒湿瘀滞、气滞血瘀、气虚血瘀等，瘀为此病的关键病理产物，临证当知此机要。

黄带（湿热下注）

冯某，女，37岁，工人。

初诊 2021年7月5日。

主诉 反复阴痒、黄带半年。

缘患者近半年来带下量多，色黄黏浊，臭秽难闻，伴有外阴瘙痒，曾于外院就诊，查白带常规示：清洁度Ⅲ度，滴虫阳性（＋）。提示滴虫性阴道炎，予中西医治疗，羔延半年，治无著效，故求诊。刻下：月经规则。LMP：2021年6月15日，带下量多，色黄，黏稠，伴臭味、外阴瘙痒，腹胀腰酸，大便易溏。纳食尚可。舌红，边有齿印，苔薄黄，脉滑。

中医诊断 黄带（湿热下注）。

西医诊断 滴虫性阴道炎。

四诊合参，当属祖国医学"黄带"范畴，证属湿热下注。傅青主曰："带下俱是湿证"，患者长居南粤湿热之地，体内易生湿热，又因带脉欠固，稍有房事不洁，则发为本病。湿热下注，故黄带绵绵，色黄，伴腥臭，脾虚不运，故大便易溏。治则上依据清代《傅青主女科》"夫带下俱是湿症"论述，治以清利湿热止带，拟四妙散合完带汤加减，内服外洗相结合。内服方遣方如下：

白术 15 g	苍术 15 g	陈皮 10 g	党参 15 g
车前子 10 g	山药 30 g	黄柏 25 g	黄芩 10 g
柴胡 10 g	法半夏 10 g	牛膝 10 g	薏苡仁 60 g
仙鹤草 15 g	莲子 20 g	芡实 25 g	土茯苓 20 g
麸炒枳壳 10 g			

14 剂，水煎服，日 1 剂。

外洗方遣方如下：

紫苏叶 10 g	黄芩 30 g	蛇床子 30 g	苦参 30 g
大黄 10 g	白鲜皮 25 g	百部 15 g	

14 剂，煎汤熏洗，日 1 剂。避开经期。

二诊 2021 年 7 月 19 日。

诉黄带减少大半，瘙痒减轻。效不更方，继续当前内服、外洗中药，各 7 剂。经治疗，黄带逐渐减少，转为少量透明白带，无臭味、瘙痒。考虑湿热已祛，转而予健运脾胃为法，续服中药月余，带下病未再反复，复查白带常规未见异常。

体会 本案例为滴虫性阴道炎，辨为湿热下注证。《傅青主女科·带下》云："妇人有带下而色黄者，宛如黄茶浓汁，其气腥……任带之湿热也……惟有热邪存于下焦之间，则津液不能化精，而反化湿也。"患者黄带绵绵，伴腥臭味，治当以清利湿热止带为法。拟四妙散合完带汤加减，方中黄柏泻下焦龙火，柴胡疏肝清热，黄芩、法半夏清热祛湿，白术、苍术健脾燥湿止带，陈皮理气和胃，枳壳辛苦温，健脾行气，车前子利水渗湿，芡实、莲子除湿止带，土茯苓甘淡平，解毒除湿，党参、山药补脾益气，薏苡仁甘淡凉，利水渗湿，健脾清热，牛膝利尿通淋，仙鹤草杀虫止痒。诸药合用清热利湿，燥湿止带。外洗方以苦参苦寒，清热燥湿，祛风杀虫；蛇床子辛苦温，燥湿杀虫；百部灭虱杀虫；大黄、黄芩清热解毒；少佐紫苏叶，意在风药可升阳止带。如此内服外用，带下渐少而愈。

带下致病之因虽多，但总不离湿。正如《傅青主女科》曰："夫带下俱为湿症。而乃带名者，因带脉不能约束而有此病，故以名之。"并提出带下病机主要为脾虚、肝郁、湿热："以脾气之虚，肝气之郁，湿气之侵，热气之逼，安得不成带下之病哉"，而《沈氏女科辑要笺正》则载："若湿热则今病最多，而亦最易治，其所下者，必秽浊腥臭，甚者且皮肤湿痒，淫溢欲腐"指出湿热者最多。本案患者久居广东湿热之地，故治疗以清利湿热为法，同时注意兼顾脾、肾虚实用药，不可过寒、过温，升清与降浊并用，内服外治齐下，方可显效。

3 胎产病

胎动不安、妊娠恶阻（脾肾亏虚，肝胃不和证）

周某，女，36岁。

初诊 2023年6月30日。

主诉 怀孕10周，腰痛1个月。

患者怀孕10周，时有小腹下坠胀闷，伴有腰部酸痛，转身及起床时腰痛明显，倦怠乏力，恶心欲呕，无阴道流血，纳欠佳，夜间难以入睡，大便调，夜尿1～2次。既往有"甲状腺功能减退症"病史，长期服用左甲状腺素纳片治疗。辅助检查：子宫附件彩超示：宫内妊娠，孕约10周，活胎，未排除胎膜后出血。舌淡红苔薄白，脉弦细。

中医诊断 ①胎动不安；②妊娠恶阻（脾肾亏虚，肝胃不和证）。

西医诊断 ①先兆流产；②妊娠呕吐。

患者素体虚弱，气血不足，冲任不固，胎失所载，故孕后体倦腰酸、小腹作胀，孕后肝失血养，肝体不足而益偏亢，肝脉挟胃贯膈，肝气上逆犯胃，胃失和降，故恶心欲呕。舌淡红苔薄白，脉弦细为脾肾亏虚，肝胃不和之证，治宜健脾补肾，疏肝和胃止呕，以香砂六君子汤合小柴胡汤加减：

山药 30 g	砂仁 10 g	蒸陈皮 5 g	当归 5 g
茯神 10 g	莲子 20 g	党参段 20 g	麸炒白术 15 g
黄芩片 5 g	醋延胡索 5 g	姜半夏 5 g	升麻 10 g
北柴胡 10 g	麸炒枳壳 5 g	紫苏叶 10 g	盐杜仲 10 g

4 剂，水煎服，日 1 剂。

二诊 2023 年 7 月 4 日。

服前方后腰痛、夜尿消失，下腹胀闷明显好转，仍有恶心欲呕，纳一般，睡眠易醒，二便调。舌红苔薄黄，脉弦细。考虑脾虚肝旺，肝火上逆犯胃，前方去当归，加酸枣仁 15 g、竹茹 10 g 以养血安神、清热除烦止呕，共 7 剂。

守法调治 1 个月，诸症皆消，随访精神状态佳，产检各指标大致正常。

体会 患者素体虚弱，脾虚气弱，化源不足，气虚胎失所载，血虚胎失所养，脾肾双虚，胎元不固，而致胎动不安。《傅青主女科·妊娠少腹疼》曰："妊娠少腹作疼，胎动不安，如有下坠之状，人只知带脉无力也，谁知是脾肾之亏乎？……补先后二天之脾与肾，正所以固胞胎之气与血。"胎孕的形成，主要在于先天之肾气，而长养胎儿则在于母体后天脾胃所化生之气血。肾精充沛，脾气健运，则气血生化源盛流畅，血有所生，则胎得养而无陨坠之虞。故治疗上以香砂六君子汤加减以健脾益气，当归以养血，杜仲以补肾气、养胎元，佐升麻以升举阳气共摄胎元。

本案例患者兼有恶心欲吐、纳差等肠胃不适，西医称谓妊娠呕吐，中医称恶阻。西医对妊娠剧吐的病因研究迄今未明，可能主要与体内激素（HCG）作用机制和精神状态的平衡失调有关。脾胃虚弱者，受孕后经血不泻，冲气日盛，而冲脉来于阳明，其气上逆则可犯胃，发生呕吐，且脾虚不运则痰湿内生，痰浊中阻又可引起恶心呕吐。脾胃不和者，每因孕妇素性烦躁易怒或抑郁不快，或兼胃气虚弱，受孕后阴血聚于下焦以养胎，以致肝血不足，肝气偏旺，肝居右主升，而肝胆归属少阳，肝气升动挟冲气上逆犯胃而发生呕吐。因此治疗上多选择"小柴胡汤"以调畅气机，疏肝理气，和胃降逆，升清降浊。

胎漏（下焦湿热）

李某，女，36 岁。

初诊：2023 年 11 月 13 日。

主诉：孕 13 周，阴道流咖啡色样液体 7 日。

患者怀孕第 12 周开始出现阴道流咖啡色样液体，门诊彩超示盆腔内积液，遂住院保胎治疗，仍有液体流出，住院 7 日后由妇产科医生转到中医门诊治疗。刻下症：口干、口苦、口臭，纳差，睡眠欠佳，大便干结，小便色黄。月经初潮 14 岁，经期规律、经量正常。末次月经：2023 年 8 月 9 日，G3P2A0。舌红，苔黄，脉滑数。辅助检查：2023 年 11 月 9 日彩超示宫内妊娠，单活胎，孕约 13 周，NT 1.71 mm，子宫腔大量积液声像（子宫腔内见一胎儿回声，头臀径 65 mm，可见胎心搏动，胎儿鼻骨可见，HR 155 次/min，胎盘位于子宫后壁，厚 12 mm，胎盘成熟度 0 度，羊水暗区 35 mm，羊膜囊与子宫壁间不规则液性暗区，范围约 39×20 mm，CDFI 暗区周边及内部未见明显彩色血流信号）。

中医诊断　胎漏（下焦湿热）。

西医诊断　先兆流产。

缘患者孕 12 周，阴道咖啡色样液体流出，伴口干、口苦、口臭、便结，纳差，睡眠欠佳，舌红，苔黄，脉滑数，彩超显示盆腔积液。四诊合参，当属中医"胎漏"范畴，证属下焦湿热。湿热蕴结致下焦"盆腔积液"；热伤冲任，迫血妄行，损伤胎气，而致阴道下血；热扰心神，故心烦少寐；湿热熏蒸于上，故口臭、口苦；湿热伤津液，故口干、便结。治疗当以清热祛湿，养阴固胎为法。遣方如下：

柴胡 20 g	黄芩 20 g	法半夏 20 g	茯苓 20 g
苍术 20 g	党参 20 g	大枣 20 g	砂仁 5 g
北沙参 20 g	麦冬 20 g	甘草 10 g	车前子 20 g

7 剂，水煎服，日 1 剂。

二诊　2023 年 11 月 20 日。

诉服药第 4 日阴道已无再流咖啡色样液体，口干口苦好转，胃口好转，仍有口臭、大便干结，睡眠差，精神倦怠。复查彩超：盆腔积液已经消失。舌象：舌红，苔薄黄，脉滑数，考虑湿热余留，气机失运，故在前方基础上加黄芪益气祛湿，陈皮燥湿化痰，共 7 剂。

三诊　2023 年 12 月 21 日。

患者 1 个月后来院，述上次服药后已无再出现阴道流咖啡色样液体，口干口苦、倦怠、便秘等诸症好转。仍睡眠欠佳，欲再以中药调理睡眠。

体会　本案为妇女妊娠热入血室之症，热邪蓄积血室（胞宫），热伤血络，故出现一系列"小柴胡汤证"——阴道流咖啡色样液体、口干、口苦、纳差、睡眠差等。因此在小柴胡汤的基础上化裁。柴胡、黄芩疏散肝胆郁热，茯苓、苍术、砂仁健脾祛湿，法半夏增强祛湿能力，党参补气，合大枣可以调胃，合沙参、麦冬益气阴，车前子利湿，也有补肾气作用，甘草调和诸药。方证症合一，故安胎"效如桴鼓"，中医并非"慢郎中"。

郁证（肝郁气滞，心神失养）

梁某，女，42岁，公务员。

初诊　2021年5月17日。

主诉　产后情绪低落2年。

患者2年前因生孩子后出现反复失眠，白天疲劳，情绪逐渐低落，兴趣低下，无缘无故哭泣，甚至有自残、自杀行为，曾于精神科诊断为"产后抑郁症"，服用阿普唑仑、文拉法辛、西酞普兰等药物。目前停药半年，仍觉情绪抑郁，故来诊。刻下症：情绪低落，焦虑失眠，行动力低，喜静，感觉无力活动，心烦，胡思乱想，唉声叹气，无故哭泣，胸闷胁胀。纳食不香，眠差，二便调。舌红，苔薄黄，脉细。

中医诊断　郁证（肝郁气滞，心神失养）。

西医诊断　产后抑郁症。

本案属"郁证"范畴，证属"肝郁气滞，心神失养"。缘妇人本肝气有余，阴血不足，患者产后阴血消耗过多，气血失调，肝气日盛，又失于疏导，故肝郁气滞，情绪郁郁寡欢，肝气郁结胸中，故常叹息；心神失养，故眠差，心烦，多虑。舌脉为本证之象。治疗以疏肝理气，养心安神为法。拟逍遥散合甘麦大枣汤加减，遣方如下：

姜厚朴15 g	大枣15 g	白芍10 g	陈皮5 g
甘草10 g	党参15 g	麸炒白术15 g	茯苓10 g
北柴胡15 g	薄荷10 g	枸杞子15 g	山茱萸15 g
熟地黄15 g	浮小麦50 g	当归10 g	郁金10 g
麸炒枳壳10 g	醋香附10 g		

7剂，水煎服，日1剂。

二诊 2021 年 5 月 24 日。

服药后情绪、睡眠稍好转，胸闷稍宽，继续守前方。

三诊 2021 年 5 月 31 日。

诉情绪好转明显，近日已无哭泣，但仍觉兴趣低下，行动力低，感觉无力活动，故予前方基础上，去厚朴、枳壳，酌加升麻 10 g，五指毛桃 30 g，黄芪 15 g，余同前，7 剂，水煎服，日 1 剂。

四诊 2021 年 6 月 7 日。

诸症好转，唯睡眠仍稍差，入睡困难，多虑，予前方酌加酸枣仁 15 g、合欢皮 15 g 安神助眠。

而后继续予中药调服至 3 个月，患者情绪、睡眠均恢复正常，其余诸症愈，嘱其定期复诊。

体会 本案例为产后抑郁症，辨为肝郁气滞，心神失养。缘妇人本肝气有余，阴血不足，正如《陈素庵妇科补解·产后恍惚方论》所云："产后恍惚，心血虚而惶惶无定也。"患者产后阴血消耗过多，气血失调，肝气日盛，又失于疏导，故肝郁气滞。又如《素问·举痛论》中曰："思则心有所存，神有所归，正气留而不行，故气结矣。"妇人产后血虚，心主血，肝藏血，血虚则肝失所养，神失所藏，故精神恍惚、心神不宁、失眠多梦、忧虑不安。治疗以疏肝理气，养心安神为法。以逍遥散合甘麦大枣汤主之。

方中柴胡疏肝解郁，条达肝气，浮小麦养心阴，益心气，安心神，除烦热，共为君药；当归甘辛苦温，养血和血；白芍酸苦微寒，养血敛阴，柔肝缓急，为臣药。白术、茯苓健脾去湿，使运化有权，气血有源。用法中加入薄荷少许，疏散郁遏之气，透达肝经郁热；甘草补益心气，和中缓肝，大枣甘平质润，益气和中，润燥缓急，为佐使药。酌加党参、熟地黄、枸杞滋养气阴；郁金、枳壳、香附、陈皮加强疏肝行气理脾之力，全方合用，共奏疏肝理气、养心安神之效。二、三诊后诸症好转，此时考虑肝气得舒，故予升举之力，收引涣散之神，升麻、北芪、五指毛桃效之。后续随症加减，继续中药调治后，患者情绪、心境、行动力、睡眠均恢复正常。

正如《张氏医通》："郁证多缘于志虑不伸，而气受病"或因"思想无穷，所愿不得，皆能致病"，疑难杂病的治疗，如久不奏效，可从心因入手。金人刘完素在阐发《素问·至真要大论》病机十九条时，大量地描述了异常的心身现象，扩大了心理病机的论述，诸如惑、悲、笑、妄、瞀、躁扰、狂越、骂曹、惊骇等，均涉及有关心理现象，可作研考，不失为杂病思治之据。

恶露不绝（脾肾不足，瘀阻胞宫）

张某，女，33 岁。

初诊 2022 年 6 月 25 日。

主诉 发现药流后宫内组织残留 4 日。

患者 6 月 12 日在外院行药物流产，无明显不适，4 日前复查彩超提示宫内不均匀实性团块，考虑组织残留，服用中成药生化汤后可见阴道褐色分泌物，量少，下腹坠胀感，无伴腹痛、口干口苦、乳房胀痛、腰酸等不适，纳眠可，二便调。舌淡暗苔白，脉涩。既往有卵巢囊肿病史。G1P0A1，LMP：2022 年 5 月 2 日，平素月经规律。

中医诊断 恶露不绝（脾肾不足，瘀阻胞宫）

西医诊断 药流后不完全性流产。

患者近期有药流史，其药性之峻猛，强行破坏了女子体内的正常气机，损及阴血，导致冲任二脉受损，血海失充，而后伤及先天之本，即肾气，其胎殒已堕，堕而未尽，瘀阻胞宫，胞脉受阻，下腹出现坠胀感，又因流产阴血消耗过多，脾之气血生化失调，气血不足，终致瘀血内停。舌淡暗苔白，脉涩，均为脾肾不足，瘀阻胞宫之象。治以健脾补肾，活血祛瘀为法：

党参段 20 g	川芎 15 g	当归 10 g	香附 12 g
益母草 18 g	红花 8 g	赤芍 12 g	延胡索 20 g
三七片 10 g	砂仁 18 g	麸炒白术 18 g	鸡内金 15 g
茯苓 20 g	陈皮 5 g	薏苡仁 20 g	山药 25 g
莲子 20 g	黄芪 15 g	炙甘草 10 g	鳖甲 30 g
山楂 20 g	路路通 12 g	醋莪术 15 g	桂枝 15 g
覆盆子 20 g	威灵仙 18 g		

7 剂，水煎服，日 1 剂。

2022 年 7 月 20 日随访，患者自诉用药后阴道出血量增加，服完 7 剂后诸症消失，复查彩超未见宫内残留组织。

体会 本案患者妊娠不足 12 周而以药物堕胎，胎元受损，其脾肾也受损，气血必亏之，堕胎药扰动冲任血海，损伤胎元，以致堕胎，胎殒已堕，堕而未尽，瘀阻胞宫，药流术后宫腔少量残留可归入"胞衣不下、产后恶露不绝"范畴，《诸病源候论》指出"胞衣不下"可由瘀血或虚损所致。《女科经纶》也指出"产后恶露不绝……胞衣不下"的主因主要在于元气虚弱、瘀血积聚。堕胎见于晋代《脉经》，该书"卷九"曰："妇人怀躯六月七月，暴下斗余水，其胎必倚而堕。"王海藏曰："堕胎皆由气血虚损，不能荣养胎元而堕或七情太甚，内火发动，火能消物而堕，或过伤劳役饥饱，动胎而堕。或过于房事，触动其胎而堕。或劳力跌仆闪挫，伤动其胎而堕。或大怒悲哀，伤动心肝之血而堕。然小产重于大产，由于胎脏损伤，胞系腐烂故也。治宜补虚生肌肉，养脏气，生新血，去瘀血为主。"《傅青主女科》曰："夫血室与胞胎相连，如唇齿之相依。胞胎有伤，则血室亦损，唇亡齿寒……"妇人妊娠之后，胎元以血养之，赖气护之，肾以系之，脾以载之，肾气虚弱、气血不足、热病伤胎和跌仆伤胎皆能导致脾虚无力载胎，肾亏胎无所系，冲任不足，胎元失养而发生流产。

宫内组织残留，是为瘀血与胎盘等残留组织绞结于一起，其核心病机为瘀阻胞宫，其主要病因为瘀，活血化瘀，促进血液运化，令其排出更为容易。故治当速去胞宫有形之瘀滞为第一要务。"胞宫络于肾"，肾主生殖，肾气胞宫损伤则令"百病由生"，故流产后积极保护胞宫，补肾填精。以活血祛瘀的温通药物为主，选用验方"生化汤"合"脾2方"，配合益肾之品振奋肾气，通补兼施。妇女流产后体内多虚多瘀，加之岭南地区则多脾虚湿滞，因此补气活血、健脾化湿同样重要，正如《女科经纶》指出："妊娠堕胎先补脾胃。"方中党参、黄芪、山药、莲子、砂仁、白术、鸡内金、陈皮、薏苡仁、茯苓健脾祛湿、补气治虚，气血生化正常，推动异物运行，给瘀血的排出提供基础动力以保障祛瘀不伤正。当归为补血活血、化瘀生新之主药，配合川芎活血行气，莪术、红花、山楂、三七活血化瘀不留淤；瘀血得寒则凝，得温则散，故配伍桂枝温通血脉。茯苓渗利下行，益心脾之气，既有助于化瘀血，又有利于清瘀热，宫内组织包块郁久多化热，故配伍赤芍以化瘀血、清瘀热；辅以路路通、益母草、威灵仙利水通经散积；再配以鳖甲软坚散结、覆盆子补肾益精，促进胞宫恢复，乃因宫内组织残留附着于宫腔内壁，粘连而不可解开，《黄帝内经》认为"咸味能软坚散结，能解除粘连"，因此的软坚散结之药必不可少；最后，炙甘草调和诸药为使药。全方共奏健脾补肾，活血祛瘀之功，疗效显著。

药流术后宫腔残留临床表现为阴道流血量多、时间长，影响患者子宫复旧效果，且可继发阴道不规则流血、感染、盆腔炎、贫血等，严重者甚至引发不孕症。中药治疗具有明显的优势，补血活血不伤身、降低患者对药流术后清宫的痛苦和恐惧，残留组织排出更为彻底、降低清宫率，避免宫腔手术操作对宫壁的二次手术创伤，有利于子宫内膜的迅速修复，更好保护女性生育力，减少妇科炎症的发生及其他后遗症。

4 妇科杂病

不孕（肝郁脾虚）

王某，女，35 岁，无业。

初诊 2021 年 3 月 3 日。

主诉 未避孕未育 2 年余。

患者已育有 1 女，2 年前欲备孕二胎，妊娠 5 个月时经超声检查发现胎停育，后经调理身体于半年前两次成功受孕后，却均出现生化妊娠。遂于 3 月 3 日前来求诊，症见情绪抑郁，经前期乳房胀痛，手足不温，喜温饮，月经周期规律，失眠多梦，纳可，二便尚调。舌淡红苔薄白，脉沉。

中医诊断 不孕（肝郁脾虚）。

西医诊断 不孕症。

患者情志不畅，肝气郁结，不通则痛，故见经前期乳房胀痛；长期情绪紧张、抑郁，肝失条达，疏泄失司，气机不畅，精卵难以结合故致不孕；舌淡红，脉沉为脾虚之佐证。四诊合参，本病当属肝郁脾虚，治宜疏肝理气、补益脾肾，方药如下：

柴胡 12 g	黄芩 10 g	郁金 8 g	香附 8 g
党参 18 g	炒白术 15 g	当归 8 g	桑椹 15 g
何首乌 10 g	熟地黄 15 g	甘草 10 g	白芍 10 g 等

水煎服，日1剂，共7剂。

嘱患者保持心情舒畅，放松心情，摒弃勉强求子心态，同房时切勿迁就排卵期。另外，给予补肾健脾法对其丈夫同时进行中药调理身体。

二诊 2021年3月10日。

诉服药后心情较前舒畅，睡眠亦改善，方证同前，守前方加金樱子30 g、覆盆子15 g、淫羊藿15 g，继服15剂。3月26日检查提示宫内早孕。2021年11月25日顺产6斤3两重1男婴。

体会 当今社会快节奏、高压力的生活模式，导致女性容易出现忧郁、苦闷、焦虑等不良情绪，诸多不良情绪反之又成为降低女性自然受孕率的重要因素。中医认为，不孕主要责之肾、肝、脾功能失调导致，其病机主要为肾虚、肝郁、痰湿、血瘀四种。若肝脉条达，气血调和，冲任通盛，易于受孕。反之，若女性肝气郁结，气血失和，冲任二脉失调，则胎孕难成。古籍中对肝郁与女子不孕关系记载颇多，《傅青主女科·种子》曰："妇人有怀抱素恶不能生子者……肝气郁结……必下克脾土而致塞……腰脐之气必不利……带脉之气既塞，则胞胎之门必闭，精即到门，亦不得其门而入矣。"肝气既郁，伏而不宣，木克伐土，致脾土气塞，不能通任脉达带脉，带脉闭塞，胞宫之门关闭难以摄精成孕。《景岳全书·妇人规》记载："产育由于血气，血气由于情怀，情怀不畅，则冲任不充……胎不受。"女子肝气郁结，伤及心脾，心主血、脾统血功能失调，则气血失和，冲任不充，无以成胎。

本案例患者情绪抑郁，经前期乳房胀痛，揭示了肝气郁结这一关键病机。肝者，东方木也，主疏泄；肝体属阴，为藏血之脏。肝经入阴毛中，包绕阴器，抵小腹，夹胃两旁；冲任之脉均起于胞中，冲乃血海，任乃阴脉之海、主胞胎。肝为冲任所系。女子以肝为先天，以血为用，肝疏泄有度，气血调和，冲脉充盛，任脉通调，血脉往来流利，则经调孕自成。脾为后天之本，气血生化之源，气机升降之枢纽，脾胃所化生之气血为妇女经、带、胎、产、乳提供物质基础。若肝气失调，气机遏阻，木郁犯脾伐土，土之气不能运，气血生化乏源，冲任虚损，无以下达濡养胞宫，妊养无力，胎孕不受。另外，肾气盛则天癸至，任通冲盛，月事以时下，阴阳和而能有子。故辨治本病时，除了疏肝健脾以外，需配合补肾填精，以取其补益先天、后天之本。同时从生物-心理-社会医学模式中进行综合治疗，给患者以足够的同情和尊重，善于与患者沟通和交流，获取他们最大限度的信任，尽可能满足他们的心理及精神方面的需求，从而使患者感受到治疗中充满人性的温暖，使其能放下思想包袱，敞开心扉、排解不良情绪，保持稳定的心理状态配合治疗，并指导科学合理同房，从而取得较好的临床疗效。

不孕（肝郁肾虚）

彭某，女，33岁，家庭主妇。

初诊 2021年11月29日。

主诉 婚后不孕5年余。

患者平素月经规则，13岁初潮，5～7/28～30，LMP：2021年11月4日，经量偏少，色暗红，夹血块，经行小腹胀痛，伴头痛、腰酸。婚检、定期体检未见明显异常。既往抑郁症，曾服用"文拉法辛"，停药半年。现要求中医调孕。刻下症：情绪不稳、易低落，烦躁易怒，双胁胀痛，口干，双目干涩，腰膝酸软，纳可，眠一般，长期熬夜，大便干结，夜尿1次。舌淡少苔，脉细。

中医诊断 不孕（肝郁肾虚）。

西医诊断 不孕症。

四诊合参，当属祖国医学"不孕"范畴，证属肝郁肾虚。肾虚则先天之精不足，精血化生不足则经量偏少，肾气不足无以推动胞宫之血，血脉阻滞，则经血暗红，血脉瘀阻，则见血块，肾阴亏虚，故见腰膝酸软。肝经郁滞，故见经行小腹胀痛、头痛、烦躁易怒，双目干涩。治以疏肝滋肾为法，遣方如下：

党参20 g	麸炒白术15 g	枸杞子15 g	山茱萸15 g
熟地黄15 g	桑椹20 g	北柴胡15 g	黄芩10 g
法半夏10 g	当归5 g	郁金15 g	枳壳10 g
醋香附10 g	醋延胡索15 g	白芍10 g	炙甘草10 g

7剂，水煎服，日1剂。

二诊 2021年12月6日。

患者服药后于2021年12月3日月经至，经量较前稍多，色稍鲜，血块较少，无急躁易怒，稍腰酸。舌淡，苔薄，脉细。予疏肝滋肾之膏方调服，同时嘱其注意心理调节，用药如下：

黄芪 250 g	党参 250 g	白术 250 g	茯苓 150 g
熟地黄 250 g	赤芍 150 g	当归 150 g	川芎 50 g
大枣 200 g	制何首乌 100 g	扁豆 150 g	山药 150 g
莲子肉 150 g	薏苡仁 200 g	小麦 250 g	枸杞 150 g
女贞子 200 g	墨旱莲 200 g	桑椹 150 g	黑豆 200 g
核桃仁 150 g	酸枣仁 150 g	炙远志 50 g	鸡血藤 200 g
首乌藤 200 g	桔梗 50 g	陈皮 50 g	广木香 100 g
谷麦芽各 200 g	合欢皮 100 g	牛膝 150 g	佛手 100 g
炙甘草 100 g 等			

煎膏调配，早晚各服 1 匙。

三诊 2021 年 12 月 20 日。

诉诸症好转，嘱继续服用膏方，同时调畅情志。

四诊 2022 年 2 月 19 日。

2022 年 2 月 13 日自测尿妊娠试验阳性（＋），来诊诉腰骶酸痛，舌淡红，苔薄白，脉细，嘱其停服膏方，改予汤剂滋肾育胎，遣方如下：

党参 10 g	桑寄生 10 g	菟丝子 10 g	熟地黄 15 g
山茱萸 10 g	续断 10 g	白术 5 g	茯苓 5 g
白芍 5 g	女贞子 10 g	桑椹 10 g	甘草 5 g
陈皮 5 g			

5 剂，水煎服，日 1 剂。嘱定期复诊。

体会 本案为肝郁肾虚不孕，患者素有情志抑郁，肝郁历久。《傅青主女科》曰："经水出诸肾，肝为肾之子，肝郁则肾亦郁矣。"故其又兼肾虚，肾主生殖，正如《医学正传·妇人科》曰："月经全借肾水施化，肾水既乏，则经血日以干涸而闭也。"肝郁肾虚日久，肾-天癸-冲任-子宫轴功能受损，故而不孕。治疗当以疏肝滋肾为法。

首诊方中香附、郁金、枳壳、柴胡疏泄肝气；党参、白术健运脾胃，防木亢克土，致仓廪不足而加重血虚、肾阴亏虚；桑椹、山茱萸、熟地黄、白芍、枸杞子柔肝滋肾，旨在滋水涵木；少佐当归以补血活血；炙甘草调和诸药，全方奏疏肝滋肾之功。二诊患者之七情较前稍平和，仍腰酸，考虑本案患者情绪焦虑严重，肝郁甚，当注重疏肝，因患者心理负担过重，同时予心理疏导，心因性因素不容忽视，可予疏肝滋肾之膏方调服，至四诊时已报妊娠，而后停用膏方，改予汤剂滋肾育胎。

值得一提的是，此案所倡导的心理因素在治疗中的作用，与本人所著《从金元四大家谈心理因素在治疗中的作用》一文相契合。该文总结了金元四大家各自从不同角度对中医心理学的阐发与贡献，当中有述"张子和尝治一妇人，久思而不眠，其假醉而不问，妇果呵怒，是夜困睡"，阐述怒、喜、悲、惊、思之气均能各自为病，医者当观察入微，耐心诱导，投药可事半功倍。

不孕（肝郁脾虚，心肾不交）

罗某，女，33 岁，工人。

初诊 2019 年 12 月 10 日。

主诉 婚后备孕 5 年未育。

2018 年 7 月因妊娠 8 周胚胎不发育而行清宫手术，术后出现疲倦乏力、晨起明显，伴失眠、多梦，易汗出、腰骶部酸痛不适，胃纳可，进食后饱胀，小便黄，大便硬，近半年容易腹痛、解稀便。初潮 11 岁，周期不规律，9～10 日干净，LMP：2019 年 11 月 10 日。经量偏多，色暗，有血块，经前乳房胀痛，痛经，G1P0A1。舌淡胖有齿印，脉沉细弦。

既往史：有乙肝大三阳病史，长期口服护肝药。

中医诊断 不孕（肝郁脾虚，心肾不交）。

西医诊断 继发性不孕。

患者平素肝郁体质，加之受孕压力大，情志不舒，肝郁气滞，故经前乳房胀痛、痛经，肝木不舒，必下克脾土，脾虚则易倦、乏力，食后饱胀，易腹泻。肝郁日久化火，伤及肾阴，无力上济心阴，心阴不足，失于濡养，虚热扰心，则失眠、多梦、盗汗，小便黄，大便干结。加之人流术后，损伤肾气，肾虚则腰骶酸痛，生殖节律紊乱，胎孕不受。舌淡胖有齿印，脉沉细弦，四诊合参，本病属肝郁脾虚、心肾不交，治以疏肝健脾、交通心肾为主。拟毓麟珠、逍遥丸合交泰丸加减治之。遣方如下：

茯苓 20 g	白芍 12 g	太子参 20 g	炙甘草 12 g
菟丝子 15 g	杜仲 15 g	当归 10 g	熟地黄 15 g
山药 15 g	肉桂 6 g	黄连 3 g	黄芩 12 g

芡实 12 g	泽泻 30 g	合欢花 10 g	山茱萸 15 g
桑椹 10 g	柴胡 10 g	酸枣仁 30 g	益智仁 20 g
陈皮 5 g	赤芍 10 g	浮小麦 50 g	枸杞子 20 g
莲子 10 g	五味子 15 g	首乌藤 15 g	煅牡蛎 20 g

7剂，水煎服，日1剂。

二诊 2019年12月17日。

症如前述，服药后失眠、多梦、疲倦、乏力有所改善，盗汗消失，腰背痛同前，前方去黄连，加淫羊藿15 g、巴戟天10 g补肾助阳，7剂。

三诊 2019年12月24日。

LMP：2019年12月23日，经前乳房胀痛、腰痛、痛经较前减轻，二便正常。守上方加益母草、郁金、鸡血藤理气活血，调理冲任，7剂。本案患者守上方加减调治1个月余，2020年1月30日得知受孕，于2020年10月4日顺利产下一女婴。

体会 现代研究认为，随着社会的快速发展，科技、文明的进步，快节奏的生活带来的工作和生活压力严重影响着现代女性的健康，使得现代女性在生理上的变化，影响着女性内分泌及月经的紊乱，从而导致了不孕症的增多，加之现代女性作息的不规律，饮食的无节制，都会导致女性生殖紊乱，阴阳不平衡，阴阳消长转化不能顺利，女性的月经周期不规律，如此长时间影响着女性生殖功能，导致不孕症的发生。

《傅青主女科》有云"肝郁则肾亦郁也矣……治法宜疏肝之郁，即开肾之郁也。肝肾之郁即开。"《傅青主女科·种子门》中亦有云："其郁而不能成胎者，以肝木不舒，必下克脾土而致塞……带脉之气既塞，则胞胎之门必闭。"肝主疏泄，调节一身之气机，促进精血津液的运行输布，与女性的情绪调节及精卵的排出密不可分，肝郁日久化火，伤及肾阴，导致女性生殖节律紊乱，致使胎孕不受。

本案患者肝郁脾虚与心肾不交并存，病机有本虚标实，虚者为脏腑阴阳亏虚，胞宫无力受胎，实为肝郁气滞，气血运行不足导致的代谢产物堆积化火，致胞宫无可受胎之地。临床治疗上以调补脏腑阴阳为主，交通心肾为基本治疗大法，经后期以滋阴为主，经前期以助阳为要。使得阴阳平衡，气机运转得宜，气血输布有序，胞宫得以濡养，方能胎元稳固。临床上根据患者症状，适当加减，辅以健脾疏肝、理气活血之品。方拟毓麟珠、逍遥丸合交泰丸加减治之，毓麟珠有益气补血，温肾养肝，调补冲任之功，逍遥丸疏肝健脾、养血调经，交泰丸配莲子既能清心火安神，又能交通心肾。全方心肝脾肾同调，共奏脏腑阴阳血气平衡。

不孕（气机失调、肝肾阴虚）

孙某，女，39岁，护士。

初诊 2021年1月17日。

主诉 婚后5年未避孕未孕。

结婚5年未孕，平素经来腹痛，行而不畅，经量较少，夹少量血块，伴腰酸，经前腹胀，纳少，倦怠，易困，喜热饮，舌质偏红，苔薄白，脉弦细。孕0，月经14岁来潮，行经周期30～38日，经期7日，LMP：2020年12月20日。

中医诊断 不孕（气机失调、肝肾阴虚）。

西医诊断 不孕症。

患者婚后5年未孕，平素经行腹痛，行而不畅，乃气机失调所致，气机不畅则血行不畅，经血凝滞，则经后腹痛；肾阴亏损可见腰酸、困倦。舌质偏红，苔薄白，脉弦细为气机失调、肝肾阴虚之象。治疗以疏肝理气、补肾助孕为法。拟促卵助孕方（自拟方）加减，遣方如下：

柴胡 10 g	郁金 10	白芍 15 g	素馨花 15 g
蒺藜 10 g	山药 25 g	麦芽 15 g	党参 20 g
桑椹 15 g	杜仲 10 g	黄精 15 g	枸杞子 10 g
何首乌 10 g	熟地黄 15 g	淫羊藿 15 g	墨旱莲 15 g
茺蔚子 10 g	酒苁蓉 10 g	桔梗 10 g	陈皮 10 g
醋香附 10 g	当归 10 g	川芎 10 g	桃仁 10 g
红花 5 g	甘草 6 g		

共7剂，水煎服，日1剂。

二诊 2021年1月24日。

患者上述症状有所好转，仍有经行腹痛，月经血块，中药加予干益母草15 g，鸡血藤30 g活血化瘀止痛，共7剂。

三诊 2021年2月2日。

症状好转，转予膏方连续服用，服膏方2个月后，患者未服用其他药物已怀孕。

体会 患者婚后 5 年未孕，平素经行腹痛，行而不畅，乃气机失调所致，气机不畅则血行不畅，经血凝滞，则经行腹痛；肾阴亏损可见腰酸、困倦。舌质偏红，苔薄白，脉弦细为气机失调、肝肾阴虚之象。

《素问》曰："百病皆生于气也。"情志因素导致不孕症是通过其对脏腑功能的影响来实现的，其主要的中介机制是"气机紊乱"。明代张景岳《景岳全书·妇人规·子嗣类》曰："产育由于血气，血气由于情怀，情怀不畅则冲任不充，冲任不充则胎孕不受。"加之调经是孕育的先决条件，必须肾气旺盛，任脉通，冲脉充盈，月事才得以如期来潮，从而具备孕育的功能。经云："肾者主蛰，封藏之本，精之处也。"《圣济总录》又说："妇人所以无子者，冲任不足，肾气虚寒也。"本例患者兼气机失调、肝肾阴虚，故予"柴胡、郁金、白芍、素馨花、蒺藜、香附"等以疏肝理气，同时予"桑椹、杜仲、黄精、枸杞子、何首乌、熟地黄、淫羊藿、墨旱莲、酒苁蓉"等味以补肝肾，佐以"当归、川芎、桃仁、红花"等活血化瘀之品以疏通胞宫血络，全方合用，可奏疏肝理气、补益肝肾、促卵助孕之功。

本案体现女子以肝为先天，血常不足，气常有余的生理特点，治当以疏泄肝气，滋补肝肾为法。

不孕（肾虚肝郁，湿热瘀阻）

麦某，女，36 岁，公司职员。

初诊 2019 年 8 月 29 日。

主诉 不孕 5 年。

患者 5 年前产下一胎后一直未育，2019 年 5 月行人工流产术，术后曾因盆腔炎住院治疗，本次来诊要求中药调理继续备孕。现下腹部隐痛不适，白带量多，色黄味臭，口苦、口干，自觉口臭，黄褐斑稍多，经前乳房胀痛，经行腰酸乏力，二便正常。舌暗红，苔黄，脉弦细。初潮 14 岁，35～40 日一行，9～10 日干净，周期规律，量不多，色偏暗，有血块，痛经，LMP：2019 年 8 月 14 日，G2P1A1。既往有子宫肌瘤病史。

中医诊断 不孕（肾虚肝郁，湿热瘀阻）。

西医诊断 ①不孕症；②慢性盆腔炎。

患者人流后正气不足，血室正开，兼之调摄不当，致湿热、湿毒之邪乘虚而入，与气血相博于胞宫、胞脉、胞络，阻滞气血运行，使气机不畅、血行瘀滞，故见下腹隐痛、月经色暗夹血块；湿浊日久化热，故带下黄臭，兼见口苦、口干、口臭；经前乳房胀痛，经行腰酸乏力，血块、痛经均为肾虚肝郁之象，治以补肾疏肝为法，佐以清热利湿、行气活血，自拟方如下：

党参 15 g	白术 10 g	茯苓 15 g	炙甘草 5 g
当归 10 g	川芎 5 g	熟地黄 10 g	煅牡蛎 20 g
桑寄生 15 g	益智 20 g	杜仲 15 g	赤芍 15 g
蒲公英 15 g	败酱草 15 g	薏苡仁 40 g	泽泻 20 g
红花 10 g	柴胡 10 g	延胡索 20 g	黄柏 15 g
桃仁 10 g	陈皮 5 g	芡实 20 g	

7 剂，水煎服，日 1 剂。

二诊 2019 年 9 月 5 日。

症如前述，服药后口干、口苦、口臭改善，睡眠可，二便正常。守上方去泽泻、芡实，加淫羊藿、鸡血藤以温肾活血，促进排卵。7 剂。本案患者守上方加减治疗 3 月余，后加入膏方调理。患者诉自然受孕，于 2021 年 7 月 20 日顺利产下 6.3 斤男婴。

体会 盆腔炎性疾病是妇科常见病、多发病，易引起异位妊娠、不孕、慢性盆腔痛等妇科疾病。其中盆腔炎性不孕的发病率较高，约占目前不孕病因的 30%～40%，是女性不孕症的首要原因。

在中医妇科学典籍中，无盆腔炎病的专论。而其主要症状，如发热，小腹疼痛，腰疼腹坠，白带增多，下腹有肿块，不孕等，则散见于"痛经""癥""瘕""带下""热入血室"等证候群中。《医宗金鉴》曰："妇人产后，经行之时，脏气虚，或被风冷相干，则血室之内必有瘀血停留，其人必面色萎黄，脐腹胀痛，内热晡热。"盆腔炎多为湿热浊毒侵入胞宫，扩散于盆腔，使气血瘀阻，影响冲任、气血。

本案例患者其主要病机是肾虚肝郁，兼有气滞血瘀、湿热瘀互结。临证以补肾疏肝为法，佐以清热利湿、行气活血化瘀。方中柴胡、陈皮疏肝理气，桑寄生、益智、杜仲等补益肝肾，配合八珍汤补益气血，红花、桃仁、川芎活血化瘀，延胡索行气活血，赤芍凉血活血，黄柏、泽泻、薏苡仁、芡实、蒲公英、败酱草清热利湿，诸药合用，共奏清热利湿、行气活血、补肾疏肝之效。湿热既除，气血运行通畅，肝脉条达，肾气充盛，胞脉、胞络畅通，为精卵相合创造有利条件。全方动静结合，既治又防，寒温并用，攻补兼施、虚实兼顾，祛瘀不伤正、扶正不敛邪。

不孕（肾虚血瘀，湿热下注）

官某，女，27岁，职员。

初诊 2020年4月20日。

主诉 婚后备孕。

患者夫妻同居未避孕未孕1年余，为求中药调理来诊。患者自觉平素下腹疼痛，伴腰骶酸痛，溲黄，尿急时尿道口有刺痛感，轻微口干、喜温饮，入夜时发噩梦，大便1～3次/日。初潮12岁，既往月经规律，LMP：2020年4月11日，月经色暗、有血块。G0P0A0，舌质紫暗，脉沉涩。既往有右侧卵巢巧克力囊肿，子宫内膜异位症3期，慢性盆腔炎，盆腔粘连，轻度贫血病史。

中医诊断 不孕（肾虚血瘀，湿热下注）。

西医诊断 ①不孕症；②子宫内膜异位症。

本案例患者素体肾精不足，故而腰骶酸痛；肾精不足则肾阳偏亢，阳气化热灼伤津液，故而出现口干，热灼下焦则溲黄、尿道口刺痛；心神无以涵养则心神不宁，故噩梦。月经暗红色、有血块、脉涩为血瘀之像，脉沉为肾精不足之像。故在治疗时应用补肾活血、清热通淋之法，遣方如下：

覆盆子15 g	醋鳖甲15 g	桑椹15 g	淫羊藿15 g
熟地黄20 g	杜仲15 g	醋龟甲15 g	鸡血藤15 g
山药10 g	益智20 g	枸杞15 g	酒川芎10 g
山茱萸15 g	当归12 g	柴胡12 g	炙甘草10 g
党参30 g	肉桂5 g	茯苓15 g	威灵仙15 g
浮小麦60 g	猪苓20 g	薏苡仁50 g	黄柏10 g
砂仁15 g	车前子20 g	陈皮5 g	

7剂，水煎服，日1剂。

二诊 2020年4月27日。

服药后下腹部疼痛明显减轻，诸症好转。以上方加减，予膏方调治3个月，随访得知患者于2021年6月20日顺利产下5.1斤重男婴。

体会 子宫内膜异位症的妇女中30%～50%合并不孕症，其影响生育是通过多环节、多方面共同作用的，进而影响育龄期妇女的正常孕育；治疗则以手术、药物、手术药物联合以及辅助生殖等方法为主。

子宫内膜异位症的病因病机主要概括为"血瘀"，离经之血不循常道，所成病理产物或阻于少腹，或阻滞胞宫、胞络，或阻于冲任，妨碍两精相合则不孕，不通则痛而致经行腹痛，瘀血损伤脉络使新血失于统摄，可表现为月经量多、经期延长等月经异常，瘀滞日久结块则成癥瘕；内异症相关不孕其病因病机则以内异症的发病机制为基础，或虚或实，导致瘀血内停。脏腑、气血功能失常，破坏冲任，胞宫、胞脉络失调，肾-天癸-冲任-胞宫轴失衡，最终影响孕育。其发生及病情发展变化与生活环境、外邪、先天体质、情志、金刃手术等因素相关，与肾、肝、脾三脏功能联系密切。

本案例以肾虚为本，瘀血阻滞、湿热下注为标，临症时应注意标本兼治，扶正祛邪。虽以肾虚为本，但此证湿热瘀浊交炽、暗耗精血，故不宜纯用辛热之品温肾助阳，应兼以补益精血，"阴中求阳"，方能达到培补元阳之效，进而达到温通阳气、消瘀通淋，恢复子宫正常生育功能。方中覆盆子、醋鳖甲、桑椹、醋龟甲、淫羊藿、杜仲、熟地黄以补肾填精，当归、川芎、鸡血藤养血活血，肉桂载药入肾经，党参、砂仁、茯苓、山药健脾益气，猪苓、黄柏、车前子、薏苡仁利湿泄热，共同达到补肾活血、清热通淋的目的。

不孕症（痰湿阻滞证）

黄某，女，29岁，职员。

初诊日期：2023年5月9日。

主诉 不孕2年。

患者结婚后开始备孕2年未孕，13岁月经来潮，月经周期30～32日，经期3～4日，月经量少。1年前曾于外院生殖中心服中药调理，仍未成功怀孕，经朋友介绍遂来我院求治。症见：神疲倦怠，肢体困重，体型微胖，怕冷，月经量少，带下量多，下肢时有轻度水肿，纳少腹胀，便溏尿少。舌黯淡边有齿痕，苔滑腻，脉滑。

辅助检查：2023年5月1日性激素6项示：FSH 5.71 IU/L，LH 2.70 IU/L，PROG 0.57 μg/L，E 234.60 ng/L，PRL 57.5 ng/mL，TESTO

2.84 nmol/L；子宫附件彩超示：多囊卵巢。

中医诊断 不孕症（痰湿阻滞证）。

西医诊断 ①不孕症；②多囊卵巢综合征。

患者素体脾虚，运化失职，水湿停滞，酿成痰饮，阻滞冲任，胞脉不通，故表现为月经量少、微胖、纳少腹胀、不孕等。舌黯淡边有齿痕，苔滑腻，脉滑均为痰湿阻滞之证，治以燥湿化痰，调理冲任为法，以苍附导痰汤加减：

法半夏 10 g	陈皮 10 g	茯苓 15 g	胆南星 10 g
川芎 10 g	当归 10 g	苍术 10 g	香附 10 g
枳壳 15 g	神曲 10 g	菟丝子 20 g	牛膝 10 g
桑寄生 15 g	甘草 5 g		

14 剂，水煎服，日 1 剂。

配合穴位埋线治疗。穴取：天枢、带脉、关元、子宫、中脘、足三里、丰隆、阴陵泉、三阴交、曲池。每次辨证选取 5～10 个体穴进行穴位埋线且随症加减，每次选用的穴位不同于前一次，左右交替，重复使用，每 2 周埋线 1 次，5 次为一个疗程。

二诊 2023 年 5 月 23 日。

精神好转，腹胀减轻，仍怕冷明显，余症同前，继续配合针灸、埋线治疗。中药前方减桑寄生，加白芥子、仙茅、淫羊藿各 10 g，巴戟天 15 g，共14 剂。

结合穴位埋线治疗后 4 次后，2023 年 7 月 19 日复查性激素 6 项示：FSH 5.84 IU/L，LH 5.58 IU/L，PROG 0.57 μg/L，E 256.10 ng/L，TESTO 2.90 nmol/L。治疗守前法，8 月份报喜怀孕。

体会 不孕症为有正常性生活的夫妇，未采取避孕措施同居 1 年以上而不能使女方妊娠。多囊卵巢综合征（PCOS）是一种慢性生殖内分泌代谢性疾病，多见于育龄期女性，也是导致不孕症的一个重要原因。痰湿阻滞证在不孕肥胖人群多见，古人云："肥胖之人多痰，多痰者多虚。"脾失健运，水谷精微无以化生气血，则肝失濡养，肝气无以条达，运行不畅，久而成瘀；脾虚聚湿生痰，久之膏脂、痰湿或化热，或相结成癥，阻滞冲任，胞脉壅塞而致月经失调、闭经难以摄精成孕。

治疗此病，针药结合往往取得满意的疗效。苍附导痰汤是叶天士在《叶氏女科证治》中以二陈汤为基础方提出的。二陈汤组成为陈皮、法半夏、茯苓、甘草，可化痰健脾，痰湿化则气机畅。苍附导痰汤中加苍术燥湿健脾，香附理气散结，胆南星化痰通血脉，枳壳破气化痰除痞，神曲健脾消食，共奏燥湿祛痰，行气解郁之效。

穴位埋线是针灸疗法的一种延伸，可通过穴位封闭、针刺、类似留针等各种刺激效应，产生更强烈的针感，加之异体蛋白线留于体内，与机体组织相对运动，延长患者穴位的酸胀刺激感，能够达到短期速效、长期续效的作用。本案例埋线取穴为天枢、带脉、关元、子宫、中脘、足三里、丰隆、阴陵泉、三阴交、曲池。天枢穴位于足阳明胃经，大肠募穴，是脏腑气机输注和汇聚之地，是机体阴阳调和之扳机，《难经》曰："募在阴，俞在阳"，腑病多与募穴有关，故天枢可以调畅气机，调节肠胃。《针灸甲乙经》记载"女子胞中痛，月事不以时休止，天枢主之"，故天枢还可治疗妇科疾病。足三里是胃经的合腧，属于足阳明经，曲池是手阳明大肠经合腧。《灵枢·邪气脏腑病形》说："合治内府。"《素问·咳论》亦有"治府者治其合"的说法。阴陵泉为足太阴脾经的合穴，有健脾利湿之功效；三阴交为足三阴经交合之穴，属于足太阴脾经，配天枢既有清热除湿、健脾和中作用，又能调理足三阴经的功能。子宫穴为经外奇穴，作为穴位描述最早成形于宋朝，擅长调理妇科经带疾病，作用于患者子宫、卵巢部位，改善血液循环，促进卵泡成熟又与天枢、关元等穴相配伍，可以增加疗效。关元穴位于任脉，是小肠募穴，是任脉和足三阴经的交会穴，《灵枢·寒热病》记载"关"有闭藏之义，"元"指元气，是元气交会聚集之所，精气交汇之处，可以补肾健脾固元，祛湿化瘀，调理冲任。中脘穴是胃之募穴，八会穴之腑会，六腑之病皆可选用本穴，常用来调理脾胃，选用本穴可帮助患者运化水湿痰浊。中脘穴位于任脉，是任脉与手少阳经、手太阳经、足阳明经交会穴，任脉为阴脉之海，有交通阴阳的作用，本穴配合治疗，调节阴经气血，使经脉通畅，摄精成子。带脉穴为带脉之所过，脉穴同名，带脉有约束诸脉之功能，又可约束胞宫而影响女性生殖功能。《针灸甲乙经》云"妇人少腹坚痛，月水不调，带脉主之"。带脉穴有通经活血化瘀之功效，取带脉穴意使患者胞宫藏泄有时，气血津液调达，生殖功能正常，本穴进行穴位埋线，可以调节人体之气，化瘀生新，帮助卵子的生发与排出。穴位埋线，帮助患者在减重的同时，减轻体内的痰湿，痰瘀互结的症状能够更快消失，共奏健脾祛湿，祛瘀生新之效，以调节脏腑功能和生殖内分泌环境，帮助卵泡排出，起到助孕的效果。

癥瘕（肝肾阴虚，气血瘀滞）

欧阳某，女，50岁，职员。

初诊 2020年12月14日。

主诉 经行腹痛1年余。

缘患者自2019年起，每经行则少腹剧痛，肛门胀坠感，甚则癃闭。刻下症：经量少不爽，伴腰酸，自汗多，心烦，偶口干。纳一般，眠差。二便调。月经初潮14岁，经期7日，周期33日，LMP：2020年12月7日。G3P2A1。舌红，苔少，脉细涩。

辅助检查：9月B超示：子宫51 mm×53 mm×50 mm，后壁向外突起低回声区30 mm×34 mm×30 mm，考虑子宫肌腺瘤可能。

中医诊断 癥瘕、痛经（肝肾阴虚，气血瘀滞）。

西医诊断 子宫腺肌瘤。

缘患者年事五旬，肝肾日渐不足，气血无以生化，则见经量少，肾阴亏损，故腰酸、口干，气不摄津，故自汗多，汗出又耗阴液，故心烦、眠差。气血津液不行，血脉瘀阻，发为癥瘕。四诊合参，当属中医"癥瘕""痛经"范畴，证属肝肾阴虚，气滞血瘀。治疗当以补益肝肾、活血消癥为法。处方如下：

陈皮 5 g	炙甘草 5 g	党参 20 g	鸡内金 20 g
麸炒白术 15 g	茯苓 15 g	山药 30 g	薏苡仁 60 g
枸杞子 15 g	山茱萸 15 g	熟地黄 15 g	浮小麦 50 g
牡蛎 25 g	姜厚朴 10 g	盐桑椹 20 g	砂仁 20 g
酒黄精 10 g	黄芩 10 g	法半夏 10 g	百合 15 g
麸炒枳壳 10 g	白芍 10 g	北柴胡 15 g	

7剂，水煎服，每日1剂。

二诊 2020年12月21日。

腰酸、汗多、心烦缓解，余症同前，继续守前方服用，仍以补益肝肾为主，共14剂，水煎服，日1剂。

三诊 2021年1月8日。

今日月经来潮，腹痛隐隐，下坠感，经量较前稍多，微腰酸，投以桂枝茯苓丸加当归、炮山甲粉、醋莪术、夏枯草、牛膝、三棱、王不留行、土鳖虫等化瘀消癥，服用7日，每日1剂，水煎服。

四诊 2021年1月15日。

月经已净，诉痛经较前明显减轻，经量适中，诸症减轻，予益气补血，滋补肝肾之法继续调治。

体会 本案为子宫腺肌瘤伴有痛经，属于妇科"癥瘕"范畴，其病机关键为瘀血内积，阻滞冲任胞宫，日久成癥。《金匮要略》："妇人之病，因虚、积冷、结气，为诸经水断绝，至有历年，血寒积结，胞门寒伤，经络凝坚。"指出气虚、寒凝、气滞均可形成瘀血。本案患者年事五旬，肝肾、气血不足为其主要病机，在补益肝肾的基础上，投以活血消癥之药物，因女子"以血为本""血以活为用""血脉流通，病不得生"，故初诊、二诊以固本为主，予党参、熟地黄、黄精、枸杞、山药、桑椹、山茱萸等补肝肾、益精血，三诊改予当归、桃仁、山甲、莪术、三棱、王不留行、土鳖虫等活血化瘀、破血消癥，使新血归经，瘀血排出，则腹痛立见减轻。

本症之痛经，以经下愈少愈痛为特点。治疗当守"通则不痛"之原则。经期以活血化瘀消癥治标为则，顺势利导。然选方用药不能专用祛瘀通下，应采取促使瘀血融化内消之，同时患者年事五旬，肝肾不足之象明显，故平时治疗当注重补益肝肾，扶正为本。既考虑月经周期中卵巢的周期性变化、顺应体内的阴阳消长分期用药，又保持了中医固有的辨证论治及整体调整的特色。

癥瘕（气滞血瘀、痰湿凝滞）

叶某，女，45岁，财务人员。

初诊 2019年6月12日。

主诉 月经延后3个月未来潮。

患者月经延后3个月未至，外院予以黄体酮治疗，但现月经仍未来潮，平素晨起口腔异味重，汗多、倦怠，偶有腰酸，冬天手脚冰冷，纳可，餐后易饱胀，喜温饮，大便稀烂，小便正常。既往月经规律，未婚未育。LMP：2019年3月3日，量适中，色暗，有血块，经前腰酸、疲乏、乳房胀痛，易烦躁。体型肥胖。舌红，苔白腻，脉弦。2019年1月子宫附件B超：子宫实性低回声团，其中一个大小约 4.2 cm×3.3 cm×3.5 cm。符合子宫肌瘤声像。血 HCG 未见异常。

中医诊断　①癥瘕；②月经后期（气滞血瘀、痰湿凝滞）。

西医诊断　子宫肌瘤。

患者月经延后、烦躁易怒，乃肝疏泄不及，冲任不畅，运行迟滞，则月经延后，肥胖、口腔异味、腹胀、大便稀溏，乃脾阳不振，运化失常，痰湿阻滞之症。四诊合参，证属气滞血瘀、痰湿凝滞，治以开郁行气、燥湿化痰，和血调经。遣方如下：

北柴胡 15 g	黄芩 10 g	法半夏 10 g	当归 10 g
郁金 10 g	麸炒枳壳 15 g	醋香附 10 g	醋延胡索 20 g
白芍 10 g	浙贝母 15 g	炙甘草 5 g	党参 20 g
麸炒白术 15 g	茯苓 10 g	山茱萸 15 g	熟地黄 15 g
牡蛎 25 g	盐桑椹 20 g		

7 剂，水煎服，日 1 剂。

二诊　2019 年 6 月 19 日。

患者月经未至，精神好转，偶有腹胀，大便次数增多，每日 2～3 次，便后无不适。守前方加附片、醋龟甲，以温通化瘀，消癥散结。7 剂，水煎服，日 1 剂。

三诊　2019 年 6 月 26 日。

患者来诊诉月经刚来潮，量中畅通，腰酸、腹胀较前明显减轻，色鲜，无血块。白天活动后仍汗多，前方加浮小麦、麦冬、盐女贞子，益气养阴，补肾固表。7 剂，水煎服，日 1 剂。

随症加减，治疗半年，患者月经周期恢复正常，经量正常，疲倦、腹胀、腰酸等症状消失，饮食睡眠、二便均正常。2019 年 12 月 18 日复查子宫附件彩超子宫肌瘤大小约 3.6 cm×2.5 cm×2.9 cm。

体会　子宫肌瘤属于中医"癥瘕"等范畴。病机"瘀血内停"是关键，以活血化瘀，软坚散结为治疗原则，采用辨证治疗，临症加减，在临床上治疗应分型论治，随证型不同而选择用药。《素问·调经论》："血气者，喜温而恶寒，寒则泣不能流，温则消而去之。"《医林改错》曰："结块者，必有形之血也，血受寒则凝结成块，血受热则煎熬成块。"而妇女的胞宫为奇恒之腑，是贮藏与排出经血，孕育并娩出胎儿的器官，且一源三歧，汇聚冲、任、督三脉，与全身气血关系密切，所以胞脉与胞络的气血运行受阻而发子宫肌瘤。西医治疗方面，若肌瘤较小，主张保守治疗，可以采用性激素药物以强行降低雌激素水平，不断观察肌瘤的生长情况，过大的时候主张手术摘除或子宫切除术，但子宫肌瘤复发的可能性较大。子宫肌瘤的中医治疗，一般从调理气血、化瘀散结着手，全方面的调理子宫肌瘤患者的各脏器功能，从而调整内分泌，改善微循环，清除体内瘀积，达到减轻或消除子宫肌瘤的目的。

本案中患者体胖，又嗜食肥甘，必然脾运呆滞而痰湿内盛，痰湿与气血相搏，结于胞中，则发为子宫肌瘤；因烦躁寡欢，肝气不舒，故月经延后，肌瘤增大。方中党参、白术、茯苓补脾助运；半夏、浙贝母、牡蛎化痰软坚；当归、白芍、香附、延胡索养血活血调经；柴胡、黄芩、郁金、枳壳疏肝解郁，调情志；山茱萸、熟地黄、桑椹补肝肾益精血。全方用药考虑周到，患者又能坚持服药，故获显效。

癥瘕（肾虚肝郁，瘀阻胞中）

李某，47 岁，教师。

初诊 2021 年 5 月 16 日。

主诉 妇检发现子宫肌瘤 3 个月。

患者月经周期规则，5～7/30 日，量多，经质有血块，色暗，痛经（＋），月经前后乳房胀痛感。患者日常操劳，思虑较多，善太息，2 个月前体检发现多发性子宫肌瘤。B 超提示：子宫浆膜下肌瘤较大者 5 cm×4 cm×4 cm，另有数个较小肌瘤，直径 1～2 cm。刻下见患者形体消瘦，伴有面色晦暗，肌肤乏润，经期如常，月经量较前增多，两肋胁痛，少腹胀满感，积块不坚，推之可移，痛有定处，夜寐欠佳，入睡困难，大便秘结，小便可。现恐肌瘤增大，求中药治疗。诊见：舌暗、苔白少津，脉弦细。LMP：2021年 5 月 15 日，G3P2A1。

中医诊断 癥瘕（肾虚肝郁，瘀阻胞中）。

西医诊断 子宫肌瘤。

患者年逾六七，肾气渐衰，思虑较多，善太息，肝郁气滞，气血运行不畅，瘀阻胞中。气机不畅，郁而化火，则少腹胀满，经期乳房胀痛，胁痛，便秘；瘀阻胞宫，则痛经，经色暗，有血块。四诊合参，舌脉象均为肾虚肝郁，瘀阻胞中之征象，治拟清肝益肾，化瘀软坚消癥。

牡蛎 30 g	白花蛇舌草 30 g	党参 20 g	丹参 20 g
黄芩 15 g	半枝莲 15 g	菝葜 15 g	鬼箭羽 15 g
紫草 15 g	石见穿 15 g	夏枯草 15 g	三棱 15 g
莪术 15 g	郁金 10 g	延胡索 15 g	山茱萸 20 g
巴戟天 15 g	杜仲 15 g	菟丝子 15 g	

7 剂，水煎服，日 1 剂。

二诊 2021 年 5 月 23 日。

服药后，胁痛，便秘等较前明显缓解。月经期经量、血块稍多，酌加桑螵蛸、海螵蛸、大黄炭、炮姜炭等收敛止血，每日 1 剂，14 剂，水煎服，日 1 剂。

三诊 2021 年 6 月 8 日。

患者服药后经血中血块明显减少，经血止，加益母草、仙鹤草等凉血散瘀补虚。上方加减治疗 4 个月，复查 B 超：肌瘤较大者缩小至 2 cm×1 cm×1 cm，另数个小肌瘤 B 超下不明显。

体会 中医上认为子宫肌瘤多因脏腑失调、气血阻滞、痰、郁、瘀等聚结胞宫，日久而成，属"癥瘕"范畴。本病又称子宫平滑肌瘤，是女性生殖系统最常见的良性肿瘤，常见于 30～50 岁的女性，20 岁以下女性少见。妇科病症中，坚硬不移动，痛有定处为"癥"；聚散无常，痛无定处为"瘕"。

中医学认为："本病多兼七情，若亏损五脏，气血被乖违。盖气主煦之，血主濡之，脾统血，肝藏血，故有郁结伤脾，感怒伤肝者多患此病，正属肝脾二经之证也。"说明七情太过，损伤肝脾而致冲任失调，易发生本病。

《医宗金鉴·妇科心法要诀》曰："凡治诸症积，宜先审身形之壮弱，病势之缓急而治之。"本案例患者年逾六七，肾气渐衰，肝火偏旺，平素思虑过多，善太息，气机郁滞，久郁化火，故乳房胀痛、胁痛，气血不畅瘀阻胞宫致癥瘕积聚，治宜攻补兼施，治以清肝益肾，软坚消瘤。方中用山茱萸、巴戟天、杜仲、菟丝子补益肾气；牡蛎、夏枯草、菝葜、石见穿、三棱、莪术活血化瘀、消癥散结，其中牡蛎、夏枯草、紫草、白花蛇舌草是治疗围绝经期子宫肌瘤的要药，可促其尽早绝经、减少经量、缩短经期；郁金、延胡索疏泄肝经，行气解郁止痛。月经期经量多，酌加桑螵蛸、海螵蛸、大黄炭、炮姜炭等止血。全方共奏平肝清热补肾、化瘀软坚消癥之功。

癥瘕（阳虚内寒，气滞血瘀证）

黄某，女，44岁。

初诊 2023年7月11日。

主诉 痛经2年，渐进性加重3个月。

患者2年前无明显诱因开始出现痛经，近3个月呈渐进性加重，疼痛以经前至经行中期为甚，剧痛时出冷汗、呕吐，需服止痛药缓解，不能坚持上班。伴经量中等，经期延长，血块多。平素易倦乏力、腰酸、怕冷，性急易怒，胃脘胀，乳胀，纳呆，眠欠佳，二便调。B超提示子宫腺肌症，宫颈多发纳氏囊肿，血常规提示轻度贫血。G1P1A0，LMP：2023年6月21日。舌淡红苔白，脉沉细。

中医诊断 癥瘕、痛经（阳虚内寒，气滞血瘀证）。

西医诊断 子宫腺肌症。

患者阳气不足，虚寒内生滞血，冲任胞宫失煦，经期、经期气血下注冲任，胞宫气血更加壅滞不畅，不通则痛，导致痛经。平素性情急躁，肝失调达，经脉不利，故胸腹胀痛、经期延长；腰酸、怕冷，易倦均为虚寒之象，脾阳不振则纳呆腹胀。舌淡红苔白，脉沉细均为阳虚内寒，气滞血瘀之征。患者特在月经来潮前调理，治宜先疏肝行气，健脾调经：

黄芩片10 g	炒白扁豆10 g	甘草片5 g	薏苡仁30 g
石榴皮20 g	广藿香10 g	白芍10 g	紫苏子10 g
醋延胡索15 g	郁金10 g	姜半夏10 g	北柴胡15 g
醋香附10 g	鸡内金10 g	党参段15 g	百合10 g
砂仁10 g	枸杞子15 g	炒莱菔子10 g	

7剂，水煎服，日1剂。

二诊 2023年7月18日。

适值月经来潮的第1日，腹稍胀，无明显腹痛，少许腰酸，胃脘胀闷，易倦怠，纳一般，睡眠欠佳，梦多，二便调。以温经散寒，通络止痛为法：

当归尾15 g	熟地黄15 g	白芍30 g	木香5 g
醋香附15 g	醋莪术15 g	醋三棱10 g	桃仁10 g
四制益母草15 g	桂枝15 g	北柴胡15 g	小茴香10 g

| 盐牛膝 10 g | 盐杜仲 15 g | 醋延胡索 20 g | 红花 5 g |
| 盐巴戟天 15 g | 路路通 15 g | 郁金 10 g | 炙甘草 10 g |

7剂，水煎服，日1剂。

三诊 2023年7月27日。

痛经减大半，服药后血块减少，经期缩短，无腰酸，畏寒、胃胀减轻。纳眠一般，二便调。予一诊处方减藿香、扁豆，加桑椹15 g、山药30 g、牡蛎30 g、桂枝10 g，续服10剂。

门诊继续守法调治2个月，痛经已无，经量、经期正常，腰酸、畏寒好转，精神改善，血红蛋白恢复至正常范围。

体会 子宫腺肌症是指子宫内膜细胞（包括腺体和间质）侵入子宫肌层生长而产生的病变，同时伴随周围肌层细胞的代偿性肥大和增生。其主要表现为逐渐加重的进行性痛经、经量过多、经期延长及子宫增大等。其中痛经为其最主要的临床症状，严重影响患者的生活质量。西医多采取口服避孕药、放置左炔诺酮宫内缓释系统或手术治疗，但通常难以根治，大多数患者在绝经后疾病方可逐渐自行缓解。

中医文献中并无此病名，根据其主要临床表现，当属"痛经""癥瘕"等范畴。蒋丽霞教授认为尽管子宫腺肌症有虚实寒热，但"瘀血"内阻是所有证型的共同点。气为阳，血为阴；阳气不足，则血液易凝滞而成瘀血痰饮等病理产物，进而阻塞脉道；气血运行不畅可致气虚，气虚同时可加重瘀血等病理产物的产生。所以，"阳虚"为致瘀血产生的重要因素，临床上，常见患者有畏寒肢冷、手足欠温等症状，由此可知瘀血形成与阳气不足有关。蒋教授治疗子宫腺肌症结合腺肌症的生理病理及周期疼痛特性，非经期治疗强调疏肝行气、健脾补肾、调和气血以治其本，行经期则以通调为治疗大法，通过温经散寒、行气活血、化瘀通经以治其标，经期非经期结合，以期达到标本兼治之功效。

本案例经前主要以疏肝健脾，行气调经为法以顺势利导，而本病为瘀血阻滞所致，瘀阻冲任、胞宫、胞络而成离经之血，离经之血不循常道而行又加重血瘀，日久在宫内瘀积成血瘕，故以石榴皮入药，取其收敛固涩之功，治疗崩漏下血，使离经之血以归经，减短经期延长，也可防止向子宫腺肌瘤发展。经期则以温经散寒，通络止痛为法，兼疏肝补肾，冲任并调。综合全方，肝、脾、肾三脏同调，使肝气畅，脾健运，肾精足，气行血行，湿化痰消，任冲脉通，癥块自除，疼痛自止。

乳痈（热毒炽盛）

翁某，女，34岁。

初诊 2022年4月2日。

主诉 右乳房红肿热痛1日。

患者自2021年9月顺产男婴，哺乳至今。刻下症：右乳房焮热肿胀疼痛，右乳房右上限红肿，触及肿块质地软，伴口苦、咽干，无发热。纳差，睡眠一般，大小便正常。既往月经规律。LMP：2021年11月16日，G3P3。舌红苔黄腻，脉滑数。

中医诊断 乳痈（热毒炽盛）。

西医诊断 急性乳腺炎。

缘患者因热毒壅滞肝胃二经，乳房为肝、胃二经所过之处，热毒壅滞，阻滞气血，故局部红肿热痛。邪热伤津，故口苦、咽干。四诊合参，当属中医"乳痈"范畴，证属热毒炽盛，治疗当以清热解毒，托里透脓为法。遣方如下：

蒲公英 15 g	皂角刺 12 g	王不留行 10 g	桔梗 10 g
枳壳 10 g	丝瓜络 15 g	白芷 15 g	薏苡仁 15 g
刘寄奴 15 g			

3剂，水煎服，日1剂。

二诊 2022年4月30日。

诉服药后乳房肿痛尽消，无咽干口苦，现乳房轻微胀痛1日，为防复发来诊。守前方续服3剂，诸症消失。

体会 本病属中医"乳痈"范畴，早在晋代《针灸甲乙经》里面就有乳痈的病名："乳痈有热，三里主之"，历代文献也都有各自不同的叫法，如"妒乳""吹乳""乳毒"等。《诸病源候论·妒乳候》曰本病"此由新产后，儿未能饮之，及饮不泄，或断儿乳，捻其乳汁不尽，皆令乳汁蓄积，与气血相搏，即壮热大渴引饮，牢强掣痛，手不得近也……"多为肝气郁结，胃热蕴蒸，气血凝滞，乳络不通所为，当以清热解毒，消肿散结为治。

方中蒲公英清热解毒，白芷散风消肿，王不留行活血，枳壳行气，桔梗、薏苡仁排脓除痹、解毒散结，刘寄奴散瘀消肿定痛，再加皂角刺贯穿经络、溃壅破坚、引药直达病所，丝瓜络祛风行血通络，共奏清热解毒、散结止痛之功。

乳癖（肝郁脾虚，气滞痰凝）

张某，女，36 岁。

初诊 2022 年 4 月 12 日。

主诉 乳房胀痛半年。

患者诉近半年多来双乳房胀痛，经前明显，平素情绪容易低落，常有胃脘胀闷，腰酸，纳差，睡眠梦多，大便干结，时有口苦，月经周期规律，27～28 日一行，经量少，7 日净，经色暗，G2P1A1，LMP：2022 年 3 月 22 日，舌淡红边有齿印，苔白腻，脉弦细。辅助检查：乳腺彩超：双乳腺良性增生 BI-RADS 2 类，双乳实性低回声，考虑乳腺纤维瘤，符合 RI-RADS 3 类；子宫附件彩超未见明显异常。

中医诊断 乳癖（肝郁脾虚，气滞痰凝）。

西医诊断 乳腺增生。

患者素性抑郁，情志不舒，肝失条达，经前阴血下注冲任，冲气偏盛，循肝脉上逆，肝经气血郁滞，乳络不通则痛，故经行乳房胀痛；肝气郁结日久化热伤阴，扰乱心神，故失眠、口干、便秘；素体脾虚运化不健，则腹胀、纳差；气机运行不畅，脾虚运化失常，水湿不化，聚而成痰，痰湿阻滞冲任胞脉，气血运行受阻，故月经量少。舌淡红边有齿印，苔白腻，脉弦细均为肝郁脾虚，气滞痰凝之证，治宜疏肝理气，健脾化痰：

薏苡仁 40 g	炙甘草 5 g	麸炒白术 15 g	山药 15 g
威灵仙 15 g	陈皮 5 g	茯苓 15 g	路路通 20 g
牡蛎 30 g	党参 15 g	黄芩 10 g	枳壳 15 g
白芍 30 g	延胡索 15 g	木香 10 g	郁金 10 g
姜半夏 10 g	柴胡 10 g	香附 10 g	

7 剂，水煎服，日 1 剂。

二诊 2022 年 5 月 10 日。

乳痛好转，经量较前明显增多，睡眠欠佳，前方去路路通，加酸枣仁 20 g，茯苓改茯神 15 g，共 7 剂口服。

守法治疗 3 个月经周期，诸症皆消，随访精神状态佳，经量满意。

体会 乳癖发病率高，病程长，易反复，癌变率较高，给很多女性带来困扰。《外科正宗》曰："乳癖……其核随喜怒消长，多由思虑伤脾，怒恼伤肝，郁结而成也。"《疡科心得集》曰："第乳之为疡有不同……其核随喜怒为消长，此名乳癖。""良由肝气不舒郁积而成，若以为痰气郁结，非也。"肝主疏泄，其性刚强，喜条达而恶抑郁，凡精神情志之调节功能，均与肝密切相关，均可导致肝的疏泄功能失常，肝气郁结，形成乳癖，因此乳癖多由气机失调、肝木不疏引发，治疗当以"疏木调肝为先"。

根据多年临床实践经验，我们总结出治疗本病不宜采用攻托活血化瘀之品，因活血攻托之品易使正气受损，若正气虚损，肿块非但不消，反有可能增大，故常常运用疏肝理气通络法进行治疗。

本例乳癖属肝郁脾虚，肝脾失调。肝气郁结，气机郁滞，脾失健运则生湿酿痰，痰气郁结于乳房则结生肿块；舌质淡胖，边有齿痕，苔白腻为脾虚蕴湿；脉弦为肝气郁滞。治疗采用疏肝理脾，软坚散结法。方中白芍、柴胡、郁金、枳壳疏肝理气；白术、茯苓、木香、薏苡仁、山药健脾祛湿；姜半夏、陈皮祛湿消痰；牡蛎软坚散结；延胡索、香附、路路通、威灵仙行气活血，通络止痛。方中以柴胡配白芍疏柔相济，动静兼顾，符合并顺应肝脏生理，重用薏苡仁以健脾祛湿，终使肝脾和调，乳络通畅，乳癖消散。

乳癖（痰气瘀结证）

古某，产妇，32 岁。

初诊 2023 年 4 月 25 日。

主诉 反复乳房胀痛半年余。

患者 2022 年 8 月产检发现乳腺肿块，当时未予重视，二胎产女 4 个月复查乳腺彩超发现乳腺肿块较去年明显增大（2023 年 4 月 21 乳腺彩超示：左乳低回声团，大小约 3.7 cm×1.9 cm，符合 BI-RADS 4a 类，双侧腋窝未见异常淋巴结），目前母乳喂养，月经未来潮，时有左乳胀痛，暴怒或抑郁后加重，常感乏力，间有胃脘胀闷，纳一般，夜寐难安，大便溏，小便调。G2P2，既往月经规律。舌淡红边有齿印，苔白，脉弦细。查体左乳轻压痛，皮肤皮温无明显变化。

中医诊断 乳癖（痰气瘀结证）。

西医诊断 乳腺囊肿。

本例患者因产后气机不畅，乳络阻塞，乳汁淤积，致乳房肿胀疼痛。并因素体急躁，肝郁气滞，肝木乘脾，脾失健运，痰湿内生，气滞则血瘀，气血痰聚而成邪，蕴于乳房胃络而成。辨证属于痰气瘀结证。嘱加强热敷与按摩，定时喂养，方以疏肝行气、化痰祛瘀为法：

薏苡仁 30 g	甘草片 5 g	白术 15 g	山药 15 g
茯苓 15 g	浙贝母 15 g	黄芩片 10 g	白芍 20 g
陈皮 5 g	郁金 10 g	姜厚朴 10 g	姜半夏 10 g
北柴胡 15 g	路路通 10 g	紫苏叶 10 g	四制益母草 10 g
醋香附 10 g	太子参 15 g	砂仁 15 g	威灵仙 20 g
炒莱菔子 15 g	紫苏子 10 g		

7 剂，水煎服，日 1 剂。

二诊 2023 年 5 月 9 日。

服药后乳房疼痛有减轻，局部胀感好转，胸胁自感宽松，仍有便溏，易倦、腰酸。上方白芍减半，去白术、太子参，加党参 15 g、麸炒白术 15 g、首乌藤 10 g 继用。

守法治疗 3 个月，诸症皆消，2023 年 7 月复查乳腺彩超，乳腺囊肿减小至 2.8 cm×1.5 cm，符合 BI-RADS 3 类。

体会 西医认为乳腺囊肿的发病与周期性激素失调和泌乳素升高等内分泌失调有关外，还与患者年龄、饮食、精神压力、生活方式、月经、生育等相关。对于乳腺囊肿的治疗临床主要采用口服雌激素受体的拮抗剂他莫昔芬等药物进行治疗，但存在疗效不确切，副作用较大等缺点，临床应用有限；因此现代医学目前治疗乳腺囊肿多采取一些有创的手段：穿刺抽液及手术治疗等，这些治疗方法创伤大，复发率高，同样存在着临床局限，本案患者因值母乳喂养，故首选中药治疗。

中医将乳腺囊肿归属为"乳癖"范畴。《黄帝内经》指出："足阳明胃经行贯乳中；足太阴脾经，络胃上膈，布于胸中""女子乳房属胃"。胃主收纳、脾主运化水湿，脾胃虚弱，脾失健运则水湿运行不畅，循经潴留于乳络则为囊肿。因此，我们认为乳腺囊肿本质为水湿潴留乳络而成。同时，肝脾相关，脾虚不健则营气遏阻，营血失化，肝失所藏，肝脾不和，肝失畅达，气结于乳，则出现乳痛诸症；脾虚日久，后天损及先天，肝肾不足冲任失调，乳络失养，痰气瘀互结而生癖核甚至岩瘤，由此可见，脾虚在乳腺囊肿的形成及发展中扮演了非常重要的角色，故"从脾论治"是乳腺囊肿的重要治疗方法。

本案例在疏肝行气、祛瘀化痰的基础上，以薏苡仁、白术、山药、陈皮、茯苓、太子参、砂仁、紫苏叶等益气健脾祛湿之品顾护脾胃，脾气强健，水湿运化畅顺，湿、痰、饮无来源，脾强肝不能乘之，乳腺囊肿发生的机会就可能减少，并且治愈的机会就会更高。此外，哺乳期如曾患乳腺增生症、炎症或肿瘤压迫，抑或因哺乳习惯不良造成乳腺小叶导管堵塞，会使乳汁积聚在导管内而形成乳腺囊肿。因此，女性朋友们不要因为害怕产后长期的哺乳影响自己的形体美，从而人为的终止或缩短哺乳时间，这样不但对乳房健康造成很大的威胁，而且对产后子宫收缩、调整产后机体代偿变化等都会造成不必要的伤害。

乳癖（肝郁脾虚，痰瘀互结）

叶某，女，46岁，企业员工。

初诊 2021年7月26日。

主诉 双乳胀痛1年余。

患者因"双乳胀痛1年余"就诊。刻下症：经前乳房胀痛，左侧甚，可触及包块，生气或情绪激动时加重，乳房无破溃、流液等。伴口黏，易急躁、易疲倦，胸闷不舒，纳呆，大便烂。舌红，舌边瘀点，舌下脉络迂曲，苔白腻，脉弦涩。月经先后不定，夹血块，伴黏液。LMP：2021年7月1日。乳腺彩超示：双侧乳腺结节。

中医诊断 乳癖（肝郁脾虚，痰瘀互结）。

西医诊断 乳腺结节。

本病属中医"乳癖"范畴，证属"肝郁脾虚，痰瘀互结"。缘患者平素性情易急躁，肝气不舒，肝经循乳，加之饮食不节，脾气亏虚，痰湿内生，肝气携痰凝结成瘀，故成结节。治以疏肝健脾，祛痰散结，予柴胡疏肝散加减，遣方如下：

北柴胡15 g	川芎10 g	麸炒枳壳5 g	醋香附10 g
醋延胡索15 g	陈皮5 g	五指毛桃15 g	鸡内金10 g
麸炒白术15 g	茯苓10 g	山药30 g	白芍10 g
炙甘草5 g	猫爪草10 g	荔枝核10 g	橘核10 g

7剂，水煎服，日1剂。服药期间忌辛辣油腻刺激之品，畅情志。

二诊 2021年8月8日。

服药7日，自诉乳房疼痛减轻，自觉结节缩小，情绪急躁好转。继续予当前药方，续服7日。

三诊 2021年8月15日。

患者乳痛症状基本缓解，情绪好转，胃纳可，偶觉口干，酌减荔枝核、橘核，续服14剂。

药后诉乳痛、急躁、纳差、口干等诸症消失，继续调服3个月余，复查乳腺彩超提示结节较前缩小。随访半年，症状无再复发。

体会 本案例诊断为乳癖病，症见肝郁脾虚、痰瘀互结。《外科正宗》曰："乳癖乃乳中结核，形如丸卵，或重坠作痛，或不痛，皮色不变，其核随喜怒消长……多由思虑伤脾，怒恼伤肝，郁结而成。"又《疡科心得集》曰："乳癖由肝气不舒郁结而成。"患者平素性情易急躁，肝气不舒，肝经循乳，加之饮食不节，脾气亏虚，痰湿内生，肝气携痰凝结成瘀，故成结节。治以疏肝健脾，祛痰散结。

初诊拟方柴胡疏肝散加减。方中柴胡入肝胆经，性味苦平，通达三焦，升发阳气，透邪外出，为疏肝解郁之主药；白芍敛阴养血柔肝，李时珍曰："白芍药益脾，能于土中泻木。"与柴胡合用，补养肝血，条达肝气，使柴胡升散而无耗伤阴血之弊；香附、枳壳、陈皮、延胡索疏肝解郁，理气和中而止痛；川芎、甘草和血通络，柔肝缓急；猫爪草、荔枝核、橘核消散穿透；鸡内金、白术、山药、五指毛桃健脾益气；诸药合用，气、血、痰并治。辨证切合，用药专攻，故效如桴鼓。

本病多从肝论治。因足厥阴肝经自大敦穴处开始，沿足跗部上行绕阴器过少腹上行，"挟胃、属肝、络胆"，分布于胁肋。其支脉从肝分出，贯膈，上注于肺。其脉挟胃可籍胃脉通于乳房，故厥阴、阳明均至病所，治疗可适当选用引经药如柴胡、芍药、香附等。其次，本病因肝而起者，多须健脾。正如《医宗金鉴·删补名医方论》曰："肝木之所以郁，其说有二：一为土虚不能生木也，一为血少不能养肝也。盖肝为木气，全赖土以滋培，水以灌溉。若中土虚，则木不升则郁；阴血少，则肝不滋而枯。"另外，以猫爪草、荔枝核、橘核三者合用，可专散乳中癖结。荔枝核归肝、胃经，性味甘、涩、温，专理气止痛、祛寒散滞；橘核归肝经，性味苦平，功行气散结止痛，消乳房结块；此二味均为果核入药，用于消散乳中之核，旨在"以核治核"，可助诸药之效也。

乳癖（肝郁痰凝证）

肖某，女，43 岁，职工。

初诊 2022 年 4 月 30 日。

主诉 双侧乳房胀痛 1 个月。

患者平素情志不遂，善太息，易思虑，1 个月前自觉双侧乳房胀痛，放射至腋下，近日生气后自觉乳房胀痛感加重，伴胸闷胁痛，胃纳欠佳，嗳气，舌淡，舌体胖边有齿痕，苔白腻，脉弦滑。LMP：2022 年 4 月 22 日，量适中，色暗，无血块无痛经。G2P1。外院乳腺超声显示双乳腺体结构紊乱，回声不均，提示乳腺增生。

中医诊断 乳癖（肝郁痰凝证）。

西医诊断 乳腺增生。

患者平素情志不遂，疏泄失司，肝气郁结，克伐脾土，健运失司，内生痰湿，有形实邪阻滞于乳房发为本病。肝郁气滞，故见胸闷胁痛；纳呆、嗳气，舌胖边有齿痕均为脾虚痰凝之象，辨证为肝郁痰凝证，治疗以疏肝理气，化痰散结，拟柴胡疏肝散加减：

柴胡 15 g	陈皮 10 g	白芍 20 g	当归 15 g
茯苓 15 g	炒白术 15 g	香附 10 g	炒枳壳 15 g
浙贝母 15 g	牡蛎 20 g	丹参 20 g	桃仁 15 g
淫羊藿 15 g	甘草 10 g	延胡索 20 g	补骨脂 15 g
盐杜仲 15 g			

7 剂，水煎服，日 1 剂。

二诊 2022 年 5 月 16 日。

服药 7 剂后患者诉乳房胀痛减轻，胃纳好转，无胸闷、胁痛。治则不变，前方减淫羊藿、杜仲，加昆布、海藻各 10 g，加强软坚散结的作用，14 剂。

三诊 2022 年 6 月 6 日。

乳房胀痛明显减轻，效不更方，前方继服 7 剂后乳房胀痛完全缓解。继续守方服用 14 剂后复查乳房彩超未见异常。

体会 乳腺增生症为临床上常见的良性乳腺疾病，属结构不良病变，归属中医"乳癖""乳痞""乳中结核"范畴。目前西医治疗乳腺增生主要有使用非甾体类雌激素拮抗剂及手术治疗为主要措施。

《外科正宗》指出："乳癖乃乳中结核……其核随喜怒消长。"因此，肝的疏泄功能发挥正常，女子乳房之气机调节顺畅，则肝气不郁，乳络通畅，乳癖不生。若肝失于疏泄，气机郁滞，则气行血行不畅，冲任二脉失于气机的调节，血海亦不能满溢条达，逆乱之肝气郁于乳络，发为乳癖。治疗上当先解决导致疾病发生的最根本原因：肝郁，疏肝解郁可抑制疾病发展，并且可以预防乳癖的复发，其次运用化痰散结的药物消散其肿块，消散其病理产物可以让患者短时间内减轻疼痛。同时配合中药人工周期疗法根据乳房经前充盈和经后疏泄的特点加减用药。

本案例以柴胡疏肝散加减治疗以疏肝理气，化痰散结。方中柴胡疏肝解郁、顺肝条达之性，以调畅气机，为君药；白芍、当归二药既养肝血、又柔肝用，二药与柴胡相伍，既能补肝体而助肝用，又能使血和而肝和，血充则肝柔，且芍药配甘草，酸甘化阴，缓急止痛，取养营化痰法之用；茯苓、白术健脾化痰，顾护中土，以杜绝生痰之源，充分体现脾贵在健，脾健则百病不生之意；丹参、桃仁以活血化瘀，消痞散结；延胡索行气、活血、止痛；浙贝母化痰散结；牡蛎可软坚散结消癖；从痰、瘀分消，取软坚散结之法；香附、陈皮、枳壳以助柴胡增强疏肝行气解郁之力且涵养肝气，取"气顺则痰消之意"，从痰、气、瘀论治，共为臣药；补骨脂、杜仲、淫羊藿温助肾阳，调固冲任为佐药；甘草调和诸药为使药。全方具有疏肝健脾理气、消痰化瘀散结、调补冲任肝肾之效，临床疗效显著。

脏躁（肝郁脾虚、痰火内盛证）

余某，女，70岁。

初诊 2022年8月30日。

主诉 易紧张、焦虑8个月余。

患者诉2021年底患带状疱疹痊愈约两周后，无明显诱因出现紧张、焦虑情绪，心烦急躁，汗多，心慌惊悸，胸闷气短，怕热，畏风，咽部异物感，倦怠乏力，记忆力明显变差，睡眠噩梦，夜里时有潮热，口干，纳一般，二便调。48岁停经，60岁时因子宫肌瘤行子宫全切术。舌边尖红体胖大，舌质淡红，苔薄腻。脉弦滑。

中医诊断 脏躁（肝郁脾虚、痰火内盛证）。

西医诊断 焦虑状态。

患者情志不畅，郁怒伤肝，肝郁气滞，横逆犯脾，木郁乘土致肝郁脾虚，气滞湿阻，化火成痰，痰火内盛，上扰心神，以致心神不宁，发为脏躁。治宜疏肝健脾、清心安神豁痰：

丹参 10 g	麦冬 15 g	制何首乌 10 g	石菖蒲 10 g
炒酸枣仁 20 g	柏子仁 5 g	合欢花 15 g	煅牡蛎 30 g
珍珠母 30 g	太子参 20 g	百合 10 g	桑椹 15 g
浮小麦 40 g	麸炒白术 10 g	山药 20 g	郁金 10 g
姜半夏 10 g	北柴胡 10 g	醋香附 10 g	麸炒枳壳 10 g
栀子 10 g	地骨皮 10 g	醋龟甲 15 g	桂枝 5 g

7 剂，水煎服，日 1 剂。

二诊 2022 年 9 月 6 日。

汗多、口干好转，仍易烦躁、焦虑，胸部紧闷，夜间潮热，睡眠差，舌脉同前，前方去何首乌、香附，加生石膏 20 g 清热除烦，共 7 剂口服。

三诊 2022 年 9 月 13 日。

烦躁、胸闷均明显减轻，偶感潮热、汗多，睡眠好转，舌淡红，苔薄，脉弦细。前方减山药，加熟地黄 15 g 滋阴养血安神，共 14 剂。

四诊 2022 年 9 月 27 日。

精神好，诸症均消，饮食睡眠正常，已能正常社交，病获痊愈。

体会 本例患者，西医诊断为"焦虑状态"，在中医学属于"脏躁""郁证"范畴，临床并不少见。若单纯以养阴清热之法治之，往往效果不佳。因此，此证不能一概辨为阴虚，阴虚者有之，气郁者更为多见，由心肝失调引起，肝气郁，脏阴亏，实为症结所在。气郁易生痰，痰浊内扰，影响心胆肺胃气机失调；气郁则化火，化火必伤阴，上扰乎心，则心血虚而神不宁，下累及肾，则肾阴亏而相火独旺，并殃及中土，运化失职，化源受累。故选用柴胡疏肝汤合滋阴潜阳之品，以理气解郁、豁痰开窍、柔肝安神，调整气机而得愈。

方中柴胡、香附、枳壳、郁金以疏肝理气解郁，丹参、麦冬、栀子活血清心；太子参、山药、炒白术益气健脾养心；姜半夏、石菖蒲豁痰开窍；珍珠母、百合、煅牡蛎以潜阳安神；枣仁、柏子仁、合欢花养血安神定悸；地骨皮、浮小麦清虚热敛汗；又因患者正值古稀之年，肾气虚衰，故以龟甲、桑椹、何首乌以滋肾填精；少佐桂枝通调阴阳。诸药合用，气机调畅，痰热皆除，而诸恙得安。此外，此类患者尤需注意精神治疗，关心患者痛苦，倾听主诉，不厌其烦，态度和蔼，善为开导解说，使其定心宽慰，缓和紧张情绪，避免刺激对方，如处理得当，常可事半功倍。

图书在版编目（CIP）数据

女科经纬 ： 名中医妇科临证验案精选 / 蒋丽霞主编.
长沙 ： 湖南科学技术出版社，2024. 11. -- ISBN 978-7-
5710-3224-1

Ⅰ. R271.1

中国国家版本馆 CIP 数据核字第 2024021NJ9 号

NÜKE JINGWEI——MINGZHONGYI FUKE LINZHENG YAN'AN JINGXUAN

女科经纬——名中医妇科临证验案精选

主　　编：蒋丽霞
出 版 人：潘晓山
责任编辑：李　忠
出版发行：湖南科学技术出版社
社　　址：长沙市芙蓉中路一段 416 号泊富国际金融中心
网　　址：http://www.hnstp.com
湖南科学技术出版社天猫旗舰店网址：
　　　　　http://hnkjcbs.tmall.com
邮购联系：0731-84375808
印　　刷：湖南省汇昌印务有限公司
　　　　（印装质量问题请直接与本厂联系）
厂　　址：长沙市望城区丁字镇街道兴城社区
邮　　编：410299
版　　次：2024 年 11 月第 1 版
印　　次：2024 年 11 月第 1 次印刷
开　　本：710mm×1000mm　1/16
印　　张：12.25
字　　数：186 千字
书　　号：ISBN 978-7-5710-3224-1
定　　价：68.00 元